普通高等教育“十五”国家级规划教材
新世纪全国高等中医药院校规划教材 配套教学用书

组织学与胚胎学习题集

主　编　蔡玉文（辽宁中医学院）
副主编　祝彼得（成都中医药大学）
　　　　　周忠光（黑龙江中医药大学）

中国中医药出版社
·北　　京·

图书在版编目（CIP）数据

组织学与胚胎学习题集/蔡玉文主编．—北京：中国中医药出版社，2003.11（2019.5重印）
普通高等教育“十五”国家级规划教材配套教学用书
ISBN 978-7-80156-461-0

Ⅰ．组…　Ⅱ．蔡…　Ⅲ．①人体组织学－中医学院－习题②人体胚胎学－中医学院－习题
Ⅳ.R32-44

中国版本图书馆CIP数据核字（2003）第048827号

中国中医药出版社出版

发行者：中国中医药出版社
（北京市朝阳区北三环东路28号易亨大厦　电话：64405750　邮编：100013）
（邮购联系电话：84042153　64065413）
印刷者：赵县文教彩印厂
经销者：新华书店总店北京发行所
开　本：850×1168毫米　16开
字　数：169千字
印　张：7.25
版　次：2003年11月第1版
印　次：2019年5月第12次印刷
书　号：ISBN 978-7-80156-461-0
定　价：22.00元
如有质量问题，请与出版社发行部调换（010 64405510）
HTTP://WWW.CPTCM.COM

普通高等教育“十五”国家级规划教材
新世纪全国高等中医药院校规划教材
配套教学用书

《组织学与胚胎学习题集》编委会

主　　编　蔡玉文（辽宁中医学院）

副 主 编　祝彼得（成都中医药大学）

　　　　　周忠光（黑龙江中医药大学）

编　　委　（以姓氏笔画为序）

　　　　　王孟琳（陕西中医学院）

　　　　　王望九（安徽中医学院）

　　　　　勾敏慧（长春中医学院）

　　　　　刘黎青（山东中医药大学）

　　　　　周坤福（南京中医药大学）

　　　　　荣　明（辽宁中医学院）

　　　　　崔洪英（天津中医学院）

　　　　　葛刚锋（浙江中医学院）

前　言

为了全面贯彻国家的教育方针和科教兴国战略，深化教育教学改革，全面推进素质教育，培养符合新世纪中医药事业发展要求的创新人才，在全国中医药高等教育学会、全国高等中医药教材建设研究会组织编写的“普通高等教育‘十五’国家级规划教材（中医药类）、新世纪全国高等中医药院校规划教材(第一版)”（习称“七版教材”）出版后，我们组织原教材编委会编写了与上述规划教材配套的教学用书——习题集，目的是使学生对已学过的知识，以习题形式进行复习、巩固、强化，也为学生自我测试学习效果、参加考试提供便利。

本套习题集与已出版的46门规划教材配套，所命习题范围与现行全国高等中医药院校本科教学大纲一致，与上述规划教材一致。习题覆盖规划教材的全部知识点，对必须熟悉、掌握的“三基”知识和重点内容以变换题型的方法予以强化。内容编排与相应教材的章、节一致，方便学生同步练习，也便于与教材配套复习。题型与各院校各学科现行考试题型一致，同时注意涵盖国家执业医师资格考试题型。命题要求科学、严谨、规范，注意提高学生分析问题、解决问题的能力，临床课程更重视临床能力的培养。为方便学生全面测试学习效果，每章节后均附有参考答案和答案分析。“答案分析”可使学生不仅“知其然”，而且“知其所以然”，使学生对教材内容加深理解，强化已学知识，进一步提高认知能力。

书末附有模拟试卷，分本科A、B试卷和硕士研究生入学考试模拟试卷，有“普通、较难、难”三个水准，便于学生对自己学习效果的自我测试，同时可提高应考能力。

本套习题集供高等中医药院校本科生、成人教育学生、执业医师资格考试人员及其他学习中医药人员与教材配套学习和应考复习使用。学习者通过对上述教材的学习和本套习题集的习题练习，可全面掌握各学科的知识和技能，顺利通过课程考试和执业医师考试，为从事中医药工作打下坚实的基础。

由于考试命题是一项科学性、规范化要求很高的工作，随着教材和教学内容的不断更新与发展，恳请各高等中医药院校师生在使用本套习题集时，不断总结经验，提出宝贵的修改意见，以使本套习题集不断修订提高，更好地适应本科教学和各种考试的需要。

编者

2003年5月

编写说明

在全面推进素质教育的形势下，为了帮助学生掌握正确的学习方法，提高综合思考和自学的能力，准确把握《组织学与胚胎学》教材的重点和难点，我们编写了《组织学与胚胎学习题集》，它是与“新世纪全国高等中医药院校规划教材”配套的教学用书。习题范围与“新世纪全国高等中医药院校规划教材”《组织学与胚胎学》及其教学大纲一致。读者对象是高等中医药院校本科生、成人教育学生、执业资格考试人员及其他学习中医药人员。编写本书的目的是使学生对已学过的知识，以习题形式进行复习、巩固、强化，也为学生应考提供便利。

本习题集的习题覆盖教材的全部知识点，对必须掌握的基本知识、重点内容以变换题型的方法予以强化。试题科学、严谨。题量为每学时20题左右。本习题集编写的顺序与教材一致，以方便学生同步练习，也便于与教材配套复习。

本习题集共有五种题型：

一、填空题

二、选择题（单选题）

三、是非题

四、名词解释

五、简答题

本习题集中备有参考答案，均放在每章或节习题之后。书末备有综合模拟试题，以供学生在全面复习的基础上进行自测自考，了解自己的水平。限于我们的知识、能力及水平，本书难免有不当之处，敬请使用本书的读者给予批评指正，不胜感谢。

《组织学与胚胎学习题集》编委会

2003年4月

目　　录

第一章　绪　论

习题

一、填空题

1. 组织学是研究机体__________及其______的科学。

2. ______染色法是光镜观察组织切片最常用的染色法，即用______和______进行染色。

3. 细胞核内的染色质与胞质内的核糖体被苏木精染成______色，称为______。细胞内的细胞质易被伊红染成______色，称______，与两者亲和力均不强者称______。

4. 有些组织结构本身不能使______还原，需加______使______还原，称之为嗜银性。

5. 显示多糖最常用的方法是______反应，反应过程为：糖被强氧化剂______氧化后，形成______，后者再与无色的______结合，生成______色反应产物。

6. 免疫组化技术是根据______与______特异性结合的原理，检测组织细胞内肽类及蛋白质大分子物质的分布。

7. LM 下所见的形态结构称______，EM 下显示的结构称______，又称作______。

8. 组织由功能相关的______与______构成。

9. 人体由________、________、______、______四大基本组织构成。

10. 超薄切片染色常用______和______，染色深的结构称为______，染色浅的结构称为______。

11. 图像分析术是把______、______和______等结合在一起的一种新技术。

12. 流式细胞术是一种对______及______进行快速定量分析与分选的技术。

13. 组织学光镜切片标本制作过程需经过以下步骤：______和______，______和______，及______和______。

二、选择题

14. 光镜下观察组织石蜡包埋切片的厚度一般是(　　)

A. 100μm

B. 1μm

C. 50μm

D. 0.1～0.5 μm

E. 5～10μm

15. 透射电镜下观察组织切片厚度一般是(　　)

A. 50～80nm

B. 100～500nm

C. 5～10nm

D. 1～2nm

E. 10～20nm

16. PAS 反应是检测组织内的(　　)

A. 核酸

B. 脂类

C. 蛋白水解酶

D. 抗原

E. 多糖类

17. 观察体外培养细胞首选的显微镜是(　　)

A. 一般光镜

B. 暗视野显微镜

C. 倒置相差显微镜

D. 偏光显微镜

E. 相差显微镜

18. 酶组织化学的显色原理是(　　)

A. 酶直接显色

B. 酶与底物结合而显色

C. 酶底物的分解产物与捕捉剂的反应产物

D. 酶与捕捉剂的反应产物

E. 以上都不是

19. 扫描电镜主要用于观察(　　)

A. 生物膜内部结构

B. 细胞器的内部结构

C. 组织和细胞的表面结构

D. 细胞内的多糖

E. 细胞核内的结构

三、是非题

20. 组织在固定包埋后才能做组织切片。

21. 组织化学和细胞化学染色切片只能在光镜下观察，不能在电镜下观察。

22. 一种组织中的细胞，它们的起源、形态结构和功能表达都是相同或近似的。

23. 免疫细胞化学和原位杂交术均需应用酶、荧光素、生物素、放射性核素等标记物。

24. 细胞培养术的特点是研究各种物理因素或化学、药物等因素对活细胞的影响，获得单纯体内实验难以达到的效果。

25. 原位杂交术是蛋白质分子杂交组织化学术。

26. 形态计量术是一种对流体单个细胞及其他生物微粒进行快速定量分析与分选的技术。

27. 流式细胞术是研究组织和细胞内各种有形成分的数量、体积、表面积等的绝对值或相对值的方法。

28. 福尔根反应是一种显示 DNA 的传统方法。

29. 酶类显示法的特点是要显示酶的活性，表明酶的存在，而不是酶本身。

30. PAS 反应阳性部位即表示多糖的存在。

31. 酶细胞化学技术是酶与某种捕捉剂相结合，形成显微镜下可视的有色反应产物。

四、名词解释

32. 组织

33. HE 染色法

34. 组织化学术和细胞化学术

35. 形态计量术

36. 流式细胞术

37. 细胞培养术

38. 组织工程

五、简答题

39. 简述组织学与胚胎学的研究内容及其意义。

40. 比较免疫细胞化学术与原位杂交术的基本原理和应用意义。

41. 简述实现组织工程的基本条件。

参考答案

一、填空题

1. 微细结构　相关功能

2. HE　苏木精　伊红

3. 紫蓝　嗜碱性　粉红　嗜酸性　中性

4. 硝酸银　还原剂　硝酸银

5. PAS　过碘酸　多醛　品红硫酸复合物（希夫试剂）　紫红

6. 抗原　抗体

7. 光镜结构　亚微结构　超微结构

8. 细胞群　细胞外基质

9. 上皮组织　结缔组织　肌组织　神经组织

10. 柠檬酸铅　醋酸铀　电子密度高　电子密度低

11. 计算机　电视　数字图像处理

12. 流体单个细胞　其他生物微粒

13. 取材　固定　脱水　包埋　切片　染色

二、选择题

14. E　15. A　16. E　17. B　18. C　19. C

三、是非题

正确：23　24　28　29　30

错误：20　21　22　25　26　27　31

四、名词解释

32. 组织是由细胞群和细胞外基质构成的。人体的组织分为上皮组织、结缔组织、肌组织、神经组织四大类。

33. HE染色法是一种最基本的组织切片染色方法，广泛用于细胞学、组织学、胚胎学、病理学等的教学和科研中。染色液由苏木精（碱性染料）和伊红（酸性染料）配制而成，苏木精使细胞核内的染色质与胞质内的核糖体着紫蓝色，伊红使细胞质基质和细胞外基质内的胶原纤维等着红色，组织切片或培养细胞染色鲜艳，观察方便。

34. 组织化学术是应用物理、化学、免疫学或分子生物学原理和技术，与组织学技术相结合而产生的技术。该技术可以在组织切片上定性、定位地显示某种物质的存在与否，及其分布状态，并可用显微分光光度计或图像分析仪等对光镜切片中该物质进行定量分析。应用本技术于游离细胞（如细胞涂片）的样品，则称为细胞化学术。

35. 形态计量术是研究组织和细胞内各种有形成分的数量、体积、表面积等的绝对值或相对值的方法。数值以“量”的概念进一步阐述了结构与功能的关系，及其病理状态下发生的变化。

36. 流式细胞术是一种对流体单个细胞及其他生物微粒进行快速定量分析与分选的技术。同时可测量一个细胞8个相关参数，测速可达5000个细胞/秒，分选纯度可达99%以上。

37. 细胞培养术是在无菌条件下，从机体取得活细胞，或可供长期传代的细胞株，放入盛有营养液培养基（天然的或人工合成的）的培养瓶（板）内，在一定温度、适宜的 O_2 与 CO_2 浓度、pH值等条件下培养。在倒置显微镜下直接观察细胞的增殖、分化、运动、吞噬等动态变化。应用此技术可研究各种物理因素或化学、药物等因素对活细胞的影响，可获得单纯体内实验难以达到的效果。

38. 组织工程是在细胞培养术的基础之上进一步发展起来的即在体外模拟构建机体的某种组织或器官的技术。目前，在体外已成功模拟构建了皮肤、软骨、骨等器官和组织，使组织学第一次与临床治疗密切相关，已显示出广阔的应用前景。

五、简答题

39. 组织学是研究机体微细结构及其相关功能的科学。胚胎学是研究个体发生、发育及发生机制的科学。组织学和胚胎学是互相联系的两门独立学科。

组织学分为基本组织学和器官系统学两大部分，组织是由细胞群和细胞外基质构成的。人体的组织分为上皮组织、结缔组织、肌组织、神经组织四大基本类型。四种组织以不同的数量和方式组合形成器官；若干功能相关的器官构成系统。

胚胎发育是一个连续发生、发育的过

程，分为胚胎早期发育和各器官系统发育，以及遗传因素和环境因素对胚胎发育的影响，先天畸形及再生现象。

组织学和胚胎学是重要的基础医学课程，医学生通过组织学和胚胎学的学习及对组织切片观察能力的培养，系统掌握人体的微细结构及发生规律，为学习其他基础课和临床医学课打下必备的形态学基础和基本技能。

40. 免疫细胞化学术是应用免疫学原理，通过特异性标记抗体与抗原（某种蛋白质、多肽等）的结合来显示细胞内某种抗原，并进行定位和定量的研究方法。这种方法特异性强，敏感性高，进展迅速，应用广泛。机体组织内的蛋白质种类繁多，均具有抗原性。提取动物的某些肽类或蛋白质，作为抗原注入另种动物体内，则产生与抗原相应的特异性抗体（免疫球蛋白），从血清中提取抗体。常用的方法为 PAP 法。目前，已有多种蛋白质和多肽被提纯并制成抗体，应用荧光素或辣根过氧化物酶等标记，即可在光镜（或电镜）下观察。

原位杂交术是在免疫细胞化学的基础上发展起来的一种核酸分子杂交技术，用来检测细胞内某种蛋白质的基因（DNA 片段或 mRNA 片段）表达和定位及定量研究，已成为细胞生物学、分子生物学研究的重要手段。其基本原理是两条核苷酸单链片段，在适宜的条件下，通过氢链结合，形成 DNA－DNA、DNA－RNA 或 RNA－RNA 双链分子的特点，应用已知的并被标记的核酸片段（放射性同位素，如^{3}H、^{35}S、^{32}P、荧光素、生物素，或地高辛等非放射性物质）与组织切片或细胞内待测核酸（RNA 或 DNA）片段进行杂交，在光镜或电镜下观察目的 mRNA 或 DNA 的存在与定位。用此技术可在原位研究细胞合成某种多肽或蛋白质的基因表达。此方法具有极高的敏感性和特异性，可进一步从分子水平探讨细胞的功能表达及其调控机制，已成为当今细胞生物学、分子生物学研究的重要手段。

41. 实现组织工程需以下四个基本条件：

（1）获取生长旺盛的细胞，即种子细胞。

（2）准备细胞外基质，包括生物材料（如牛胶原）及无毒、可被机体吸收的人工合成高分子材料。

（3）构建组织或器官，即有目的地把种子细胞置于细胞外基质中进行三维培养，并形成所需要的形状。

（4）将构建物移植入体内。

第二章　上皮组织

习题

一、填空题

1. 上皮组织依功能可分为三种，分别为______、______、______。

2. 内皮是分布在________、________和______壁内面的______上皮。

3. 间皮是分布在________、________和______腔面上的______上皮。

4. 甲状腺滤泡壁由______上皮构成，胃及小肠粘膜面分布______上皮，呼吸道粘膜多分布______上皮。

5. 变移上皮主要分布于________和________等腔面。

6. 皮肤表皮为______复层扁平上皮，食管的上皮为______复层扁平上皮。

7. ______和______是上皮细胞游离面的特殊结构，其内部分别可见______和______。

8. 光镜下，微绒毛在小肠吸收细胞表面形成______，在肾小管上皮细胞表面形成______。

9. 上皮细胞侧面的细胞连接结构是______、______、______和______。其中较为起到牢固作用的连接是______。

10. 连接复合体一般具有______个或______个以上细胞连接的结构。

11. 上皮细胞基底面的特殊结构包括______、______和______。

12. 基膜由基板和______构成，其中基板在电镜下又可分为______和______两层。

13. 上皮细胞________面的细胞膜向________折入形成质膜内褶。

14. 外分泌腺由______和______两部分构成，内分泌腺无______，其分泌物直接入______。

15. 蛋白质分泌细胞的结构特点是细胞顶部胞质内聚集许多______，基部胞质内富含______，其染色特性呈______。

16. 分泌部完全由______构成的腺体，称浆液性腺，分泌部完全由______构成的腺体，称粘液性腺，由______共同构成的腺体，称混合液性腺。

17. 在腺细胞的外方，可见有______、______的肌上皮细胞，胞质内富含______，其收缩有助于分泌物的排出。

18. 微绒毛的细胞膜外面常覆盖一层较厚的细胞衣，其化学成分主要由______与细胞外的______组成。

二、选择题

19. 构成甲状腺滤泡和肾脏远端小管上皮的是(　　)

A. 单层扁平上皮
B. 单层立方上皮
C. 单层柱状上皮
D. 间皮
E. 内皮

20. 上皮组织的营养与代谢均依赖于(　　)

A. 上皮游离面的特殊结构
B. 上皮细胞间的特殊结构
C. 上皮细胞间的血管
D. 上皮基底面的基膜渗透
E. 上皮组织内丰富的神经末梢

21. 构成膀胱的粘膜上皮是(　　)
A. 单层柱状上皮
B. 复层柱状上皮
C. 假复层纤毛柱状上皮
D. 复层扁平上皮
E. 变移上皮

22. 构成气管粘膜上皮的是(　　)
A. 单层柱状上皮
B. 假复层纤毛柱状上皮
C. 复层扁平上皮
D. 变移上皮
E. 以上都不是

23. 上皮组织的细胞外基质的特征是(　　)
A. 细胞外基质多
B. 细胞外基质少
C. 细胞外基质内有纤维
D. 细胞外基质内有血管
E. 以上均不是

24. 基膜最厚的上皮是(　　)
A. 膀胱的变移上皮
B. 小肠的单层柱状上皮
C. 食管的复层扁平上皮
D. 气管的假复层纤毛柱状上皮
E. 甲状腺滤泡上皮

25. 角化复层扁平上皮分布于(　　)
A. 食管
B. 阴道
C. 表皮
D. 口腔
E. 以上均不是

26. 具有离子交换和传递化学信息功能的是(　　)
A. 缝隙连接
B. 中间连接
C. 桥粒
D. 紧密连接
E. 以上均不是

27. 单层柱状上皮（不含杯状细胞）分布于(　　)
A. 胃
B. 食管
C. 小肠
D. 大肠
E. 肛门

28. 有刷状缘的上皮分布在(　　)
A. 胃粘膜
B. 肾近端小管
C. 肾远端小管
D. 肾集合小管
E. 以上均不是

三、是非题

29. 桥粒连接多位于易受机械性作用或摩擦较多的部位。

30. 上皮组织起源于内、中、外三个胚层。

31. 粘液性腺细胞的结构特点属于蛋白质合成细胞。

32. 蛋白质合成细胞与糖蛋白合成细胞的分泌过程有很大差异。

33. 内皮和间皮同属单层扁平上皮，由于它们的分布部位不同，故名称不一样。

34. 变移上皮的细胞层次受到器官容积的影响而有所改变，但细胞形态不变。

四、名词解释

35. 连接复合体
36. 微绒毛
37. 纤毛
38. 缝隙连接
39. 内皮
40. 间皮

五、简答题

41. 简述上皮组织的一般特征。

42. 简述被覆上皮的分类及其功能。

参考答案

一、填空题

1. 被覆上皮　腺上皮　感觉上皮
2. 心　血管　淋巴管　单层扁平
3. 胸膜　腹膜　心包膜　单层扁平
4. 单层立方　单层柱状　假复层纤毛柱状
5. 膀胱　排尿管道
6. 角化的　非角化的
7. 微绒毛　纤毛　微丝　微管
8. 纹状缘　刷状缘
9. 紧密连接　中间连接　桥粒　缝隙连接　桥粒
10. 两　两
11. 基膜　质膜内褶　半桥粒
12. 网板　透明层　致密层
13. 基底　细胞质内
14. 导管　腺泡（分泌部）　导管　血液（或淋巴）
15. 分泌颗粒　粗面内质网　强嗜碱性
16. 浆液性腺泡　粘液性腺泡　两种腺泡
17. 扁平　带突起　肌动蛋白丝
18. 粘多糖　糖链

二、选择题

19. B　20. D　21. E　22. B　23. B
24. D　25. C　26. A　27. A　28. B

三、是非题

正确：29　31　33
错误：30　32　34

四、名词解释

35. 两种或两种以上的特化的细胞间连接在一起，即称连接复合体。在小肠单层柱状上皮较典型。

36. 微绒毛是位于上皮细胞游离面，电镜观察由细胞膜和细胞质形成的指状突起，中轴含纵行微丝，微丝与终末网相延续。其功能是扩大细胞的表面积，促进并参与细胞的吸收功能。

37. 纤毛位于细胞游离面，较微绒毛粗而长，光镜下可见其根部有一个基体。电镜结构为细胞膜和细胞质组成，胞质中有纵行的微管，周围是 9 组二联微管，中央为两根单独的微管，每根微管都与胞质中的基体连接，基体有产生纤毛的功能。纤毛的功能是能定向摆动，排除上皮表面的颗粒物质及其粘液等物。纤毛的摆动与微管的相互滑动有关。

38. 缝隙连接又称通信连接，是一种大的平板状连接，相邻细胞间隙仅 2～3μm，有许多间隔大致相等的连接点，这些连接点是两细胞膜上的镶嵌蛋白相互结合，电镜下由六个亚单位构成，又称连接小体。中央有亲水小管，它是相邻细胞间直通的管道，可供细胞间交换某些小分子物质、离子，传递化学信息，广泛存在于多种细胞间。

39. 分布在心、血管、淋巴管壁内表面的单层扁平上皮称内皮。

40. 分布在胸膜、腹膜、心包膜腔面的单层扁平上皮称间皮。

五、简答题

41. 细胞多，细胞外基质少，排列成膜状位于皮肤表面及各脏器的内、外表面。

上皮细胞具有明显的极性，细胞的不同表面在结构和功能上具有明显差异，分为游离面及基底面。

上皮内大都无血管，通过基膜的渗透作用与结缔组织进行物质交换，神经末梢丰富。

具有保护、吸收、分泌、排泄、感觉等功能，不同部位功能有差异。

为适应生理功能，游离面、基底面和侧面有特殊分化结构。

42. 根据被覆上皮细胞的层数和形态分为单层和复层两种。

单层上皮：

(1) 单层扁平上皮：分布在心、血管、淋巴管壁内表面的单层扁平上皮称内皮。分布在胸膜、腹膜、心包膜腔面的单层扁平上皮称间皮。有利于物质交换和液体流动，便于内脏器官活动。

(2) 单层立方上皮：分布在甲状腺滤泡、肾小管等处，具有吸收和分泌功能。

(3) 单层柱状上皮：分布在胃、肠、胆囊、子宫等器官腔面，具有吸收和分泌等功能。

(4) 假复层纤毛柱状上皮：分布在呼吸道粘膜内表面，其纤毛摆动有助于表面粘附的颗粒物质及其粘液定向推送和排除。

复层上皮：

(1) 复层扁平上皮：具有很强的机械保护作用，如分布在皮肤表面的角化的复层扁平上皮，和分布在口腔、食管和阴道腔面的未角化的复层扁平上皮。

(2) 复层柱状上皮：见于眼睑结膜和男性尿道等处，具有保护及分泌等功能。

(3) 变移上皮：分布于膀胱及排尿道粘膜，其特点是细胞形状和层数随器官的收缩或扩张而变化，具有保护及分泌等功能。

第三章　结缔组织

习题

一、填空题

1. 固有结缔组织有______、______、______和______四种。

2. 按结缔组织中基质的物理性状，结缔组织分______、______及______三种。

3. 疏松结缔组织的细胞有______、______、______、______和______五种。

4. 疏松结缔组织的基质呈______，化学成分是______、______和______。

5. 软骨分________、______和______三种。

6. 长骨干的骨板排列方式有______、______、______和______四种。

7. 血液的有形成分有______、______和______三种。

8. 红细胞的形状呈______，成熟红细胞无______和______，胞质中充满______。

9. 白细胞分为______、______、______三种有粒细胞，和______、______两种无粒细胞。

10. 中性粒细胞占白细胞总数的______，嗜酸粒细胞占白细胞总数的______。嗜碱粒细胞占白细胞总数的______。

11. 单核细胞占白细胞总数的______，淋巴细胞占白细胞总数的______。

12. 淋巴细胞至少分______、______和______三类。

13. 骨组织的细胞有______、______、______和______四种。

14. 长骨由______和______构成。

15. 骨的内、外表面被覆结缔组织构成的______和______。

16. 骨发生的方式有______和______两种。

17. 间充质由______和______组成。

18. 疏松结缔组织基质的蛋白多糖是______与______结合而成。

19. 糖胺多糖分______和______两类。

20. 硫酸化的糖胺多糖有________、______、______等。

21. 非硫酸化的糖胺多糖主要是______。

22. 结缔组织中的纤维成分有______、______和______。

23. 致密结缔组织分______、______和______。

24. 网状组织由______、______和______组成。

25. 软骨由______和______构成。

26. 软骨组织由______和______构成。

27. 骨组织由______和钙化的______组成。

28. 常用的血涂片染色方法有______和______两种。

29. 骨髓分______和______。

30. 血细胞发育一般分______、______和______三个阶段。

31. 中性粒细胞的颗粒分______和______两种。

二、选择题

32. 巨噬细胞来源于(　　)

A. 成纤维细胞
B. 单核细胞
C. 淋巴细胞
D. 纤维细胞
E. 肥大细胞

33. 产生抗体的细胞是(　)
A. T淋巴细胞
B. 浆细胞
C. 肥大细胞
D. 成纤维细胞
E. 单核细胞

34. 哪种纤维又称嗜银纤维(　)
A. 胶原纤维
B. 弹性纤维
C. 网状纤维
D. 肌纤维
E. 神经纤维

35. 不含细胞器的细胞是(　)
A. 白细胞
B. 红细胞
C. 粒细胞
D. 单核细胞
E. 淋巴细胞

36. 浆细胞胞浆嗜碱性是因为(　)
A. 粗面内质网发达
B. 滑面内质网发达
C. 大量线粒体
D. 大量溶酶体
E. 以上都不是

37. 下面哪种结构具有明暗相间的横纹(　)
A. 微丝
B. 微管
C. 胶原纤维
D. 网状纤维
E. 弹性纤维

38. 纤维成分发达而基质和细胞较少的组织是(　)
A. 疏松结缔组织
B. 致密结缔组织
C. 脂肪组织
D. 网状组织
E. 以上都不是

39. 血液大约占体重的(　)
A. 5%
B. 7%
C. 10%
D. 12%
E. 20%

40. 血液的组成是(　)
A. 红细胞和白细胞
B. 红细胞、白细胞和血小板
C. 血浆、血细胞和血小板
D. 血清和血细胞
E. 血浆和血细胞

41. 红细胞的寿命一般为(　)
A. 数周
B. 数天
C. 12～24小时
D. 120天
E. 150天

42. 红细胞胞浆内主要含有(　)
A. 肌红蛋白
B. 血红蛋白
C. 糖蛋白
D. 脂蛋白
E. 以上都不是

43. 成人血中白细胞的正常值为(　)
A. (400～1000)/cm^3
B. (400～1000)/mm^3
C. (4000～10000)/mm^3
D. (4000～10000)/cm^3
E. 以上都不是

44. 浆细胞的前身是(　)
A. T细胞
B. B细胞

C. 单核细胞

D. NK 细胞

E. 以上都不是

45. 肥大细胞的胞质中充满(　　)

A. 嗜酸性颗粒

B. 嗜碱性颗粒

C. 中性颗粒

D. 嗜银性颗粒

E. 嗜天青颗粒

46. 功能和结构相似的两种细胞是(　　)

A. 嗜酸粒细胞和嗜碱粒细胞

B. 嗜酸粒细胞和中性粒细胞

C. 中性粒细胞和浆细胞

D. 嗜碱粒细胞和肥大细胞

E. 以上都不是

47. 疏松结缔组织基质中的蛋白多糖，其多糖成分主要是(　　)

A. 硫酸软骨素 C

B. 硫酸软骨素 A

C. 透明质酸

D. 硫酸角质素

E. 硫酸肝素

48. 胞质中含溶酶体最多的细胞是(　　)

A. 肥大细胞

B. 浆细胞

C. 成纤维细胞

D. 巨噬细胞

E. 脂肪细胞

49. 抗凝血离心沉淀后从上到下可分出如下三层(　　)

A. 血清、白细胞、红细胞

B. 血清、红细胞、白细胞

C. 血浆、白细胞、红细胞

D. 血浆、白细胞和血小板、红细胞

E. 以上都不是

50. 在疏松结缔组织内哪种细胞最易见到(　　)

A. 成纤维细胞

B. 脂肪细胞

C. 浆细胞

D. 巨噬细胞

E. 肥大细胞

51. 哪种细胞能产生胶原蛋白(　　)

A. 浆细胞

B. 成纤维细胞

C. 上皮细胞

D. 肥大细胞

E. 平滑肌细胞

52. 肝素是由什么细胞产生的(　　)

A. 巨噬细胞

B. 肥大细胞

C. 成纤维细胞

D. 淋巴细胞

E. 浆细胞

53. 在结缔组织内，细胞外基质是由哪种细胞产生的(　　)

A. 巨噬细胞

B. 肥大细胞

C. 成纤维细胞

D. 淋巴细胞

E. 以上都不是

54. 下列哪种成分覆盖于关节处的骨关节面(　　)

A. 弹性软骨

B. 致密结缔组织

C. 造血组织

D. 透明或纤维软骨

E. 以上都不是

55. 外耳翼的主要支架成分是(　　)

A. 不规则致密结缔组织

B. 规则致密结缔组织

C. 弹性软骨

D. 透明软骨

E. 纤维软骨

56. 通常致密结缔组织的主要成分是(　　)

A. 纤维细胞

B. 胶原纤维

C. 成纤维细胞

D. 网状纤维

E. 弹性纤维

57. 淋巴细胞在白细胞中的比例是(　　)

A. 50% ~ 60%

B. 0.5% ~ 3%

C. 0% ~ 1%

D. 20% ~ 30%

E. 30% ~ 50%

58. 红细胞的正常值是(　　)

A. (3.5 ~ 5.5) $\times 10^{12}$/L

B. (4 ~ 10) $\times 10^{9}$/L

C. (100 ~ 300) $\times 10^{12}$/L

D. (100 ~ 300) $\times 10^{9}$/L

E. (300 ~ 500) $\times 10^{9}$/L

59. 血红蛋白的正常值是(　　)

A. (80 ~ 100) g/L

B. (110 ~ 150) g/L

C. (50 ~ 80) g/L

D. (160 ~ 180) g/L

E. (180 ~ 200) g/L

三、是非题

60. 抗凝血离心沉淀后漂浮于上部的液体是血清。

61. 血小板是一种血细胞。

62. 胶原纤维、网状纤维、弹性纤维都是结缔组织的纤维成分。

63. 结缔组织是四大基本组织中形式最多样的组织，其细胞种类多，数量少。

64. 固有结缔组织按其结构和功能的不同可分为三大类。

65. 疏松结缔组织的特点是细胞数量多，纤维数量少。

66. 组织液是从毛细血管动脉端渗出的部分血清成分。

67. 胶原纤维是三种纤维中数量最多的一种，新鲜时呈白色，又称白纤维。

68. 巨噬细胞具有强大的吞噬功能，它来源于血液中的淋巴细胞。

69. 成纤维细胞可合成和分泌各种结缔组织的纤维、基质。

70. 肥大细胞和嗜碱粒细胞都可参与过敏反应。

71. 软骨组织分透明软骨、弹性软骨和纤维软骨三种类型。

72. 将血液中的有形成分和纤维蛋白原除掉，剩下的液体即为血浆。

73. 网织红细胞胞质中残留的细网状物是高尔基体。

四、名词解释

74. 同源细胞群

75. 环骨板

76. 哈弗斯系统

77. 间骨板

78. 膜内成骨

79. 成骨细胞

80. 血清

81. 胶原原纤维

82. 间充质

83. 软骨陷窝

五、简答题

84. 简述结缔组织的特征。

85. 试述浆细胞的形态结构和功能。

86. 试述肥大细胞的形态结构和功能。

87. 简述长骨发生的基本过程。

参考答案

一、填空题

1. 疏松结缔组织　致密结缔组织　网状组织　脂肪组织

2. 固有结缔组织　血液　软骨和骨

3. 成纤维细胞　巨噬细胞　浆细胞　肥大细胞　未分化间充质细胞

4. 胶状　蛋白多糖　纤维粘连蛋白　组织液

5. 透明软骨　弹性软骨　纤维软骨

6. 外环骨板　内环骨板　哈弗斯系统　间骨板

7. 红细胞　白细胞　血小板

8. 双凹圆盘状　细胞器　细胞核　血红蛋白

9. 中性粒细胞　嗜酸粒细胞　嗜碱粒细胞　单核细胞　淋巴细胞

10. 50%～70%　0.5%～3%　0%～1%

11. 3%～8%　25%～30%

12. T 细胞　B 细胞　NK 细胞

13. 骨细胞　骨祖细胞　成骨细胞　破骨细胞

14. 骨干　骨髓

15. 骨内膜　骨外膜

16. 膜内成骨　软骨内成骨

17. 间充质细胞　基质

18. 多糖分子　蛋白质

19. 硫酸化　非硫酸化

20. 硫酸软骨素　硫酸角质素　硫酸肝素

21. 透明质酸

22. 胶原纤维　弹性纤维　网状纤维

23. 规则致密结缔组织　不规则致密结缔组织　弹性组织

24. 网状细胞　网状纤维　基质

25. 软骨组织　软骨膜

26. 软骨细胞　软骨基质

27. 骨组织的细胞　细胞外基质

28. Wright 染色法　Giemsa 染色法

29. 红骨髓　黄骨髓

30. 原始阶段　幼稚阶段　成熟阶段

31. 特殊颗粒　嗜天青颗粒

二、选择题

32.B　33.B　34.C　35.B　36.A
37.C　38.B　39.A　40.C　41.D
42.B　43.C　44.B　45.B　46.D
47.C　48.D　49.D　50.A　51.B
52.B　53.C　54.D　55.C　56.B
57.D　58.A　59.B

三、是非题

正确：62　63　65　67　69　70　71
错误：60　61　64　66　68　72　73

四、名词解释

74. 由一个软骨细胞分裂而来的，多为 2～8 个集聚在一起的软骨细胞，称同源细胞群。

75. 呈环行围绕骨干内外表面的骨板，称为环骨板。

76. 位于内外环骨板之间，由同心圆排列 5～20 层的哈弗斯骨板和中央哈弗斯管共同组成。

77. 位于哈弗斯系统之间的一些形态不规则、数量不等的平行骨板。

78. 由间充质细胞先分化成原结缔组织膜，然后在此膜内成骨。

79. 分布在骨组织表面，呈立方形或矮柱状。胞质嗜碱性，内含大量粗面内质网和高尔基复合体，具有合成与分泌类骨质的功能，而自身被包埋在其中，转变为骨细胞。

80. 除掉血浆中的纤维蛋白原后的液

体，称为血清。

81. 电镜下，胶原纤维由许多平行排列的细丝组成，称为胶原原纤维。

82. 间充质由间充质细胞和基质组成，间充质细胞分化程度低，有很强的分裂分化能力。

83. 软骨细胞在软骨基质中占据的空间称为软骨陷窝。

五、简答题

84. 细胞的种类多，数量少，无极性地分散在细胞外基质中。

细胞外基质由基质和纤维构成。

功能多样，有连接、支持、保护、防御、运输和营养等。

85. 光镜下，呈卵圆形或圆形，胞浆丰富，呈嗜碱性，核旁有一浅染区。核圆，常偏位，异染色质粗大，多分布于核膜下方，呈车轮状。电镜下，浆细胞质内含大量平行排列的粗面内质网和游离核糖体，浅染区内有高尔基复合体和中心体。浆细胞合成与分泌免疫球蛋白，即抗体，参与体液免疫。

86. 光镜下，细胞较大，圆形或卵圆形，胞质丰富，充满易溶于水的异染性嗜碱性颗粒，胞核小而圆，染色深，位于中央。电镜下，胞浆中充满有膜包被的板层状或指纹状颗粒，还有发达的高尔基复合体。特殊颗粒中，含有肝素、组织胺和嗜酸粒细胞趋化因子等。肥大细胞还合成白三烯。肝素具有抗凝血作用，组织胺和白三烯可使平滑肌收缩及毛细血管扩张，通透性增强，引起过敏反应，如哮喘、药物过敏等。嗜酸粒细胞趋化因子能吸引嗜酸粒细胞积聚到过敏反应部位。

87. 骨组织的形成：由骨祖细胞分化为成骨细胞并分泌类骨质，成骨细胞被类骨质包埋转变为骨细胞，类骨质形成骨组织。

骨组织的吸收：在骨组织形成的同时，破骨细胞侵蚀溶解原有骨组织的一些部位。

骨组织的形成和吸收同时存在，处于动态平衡，保证骨的生长发育与个体的生长发育相适应。

第四章　肌　组　织

习题

一、填空题

1．骨骼肌纤维的特征是：________、________、________、______等。

2．平滑肌纤维的特征是：________、________、________、______等。

3．心肌纤维的特征是：________、________、______等。

4．骨骼肌收缩是________肌丝向________肌丝内滑动。

5．I 带又叫______带，A 带又叫______带。

6．粗肌丝由______蛋白组成；细肌丝由______蛋白、______蛋白和______蛋白组成。

7．肌组织主要由______构成；根据肌纤维的构造特点，肌组织可分为______、______和______。

8．平滑肌纤维呈______形，核______个，位于______。

9．骨骼肌纤维呈______状，有明暗相间的______，核______个，位于______；肌浆内有大量的______，其上有明暗相间的______。

10．肌质网相当于______，在______附近，末端膨大互相连接成______。三联体指______及其两侧的______，肌质网可______，与______有关。

11．心肌纤维呈______状，有______，有______；核呈______形，有______个，位于______。HE 染色的切片上在相邻心肌纤维分支的连接处染色较深，称______。

12．心肌纤维的肌丝不集合成______；横小管比骨骼肌的______，位于______膜平面；肌质网______，贮钙能力______；终池在横小管______，共同形成______。

二、选择题

13．平滑肌细胞的形态是(　)

A．圆形

B．长梭形

C．柱形

D．立方

E．多突起

14．骨骼肌细胞的形态是(　　)

A．多突起

B．梨形

C．球形

D．长圆柱形

E．立方

15．心肌细胞的形态是(　)

A．梨形

B．柱状分叉

C．多突起

D．长梭形

E．立方

16．肌节包括(　　)

A．1/2 I 带 + A 带 + 1/2 I 带

B．1/2 H 带 + I 带 + 1/2 H 带

C．1/2 I 带 + Z 线 + 1/2 I 带

D．I 带 + A 带

E．Z 线 + M 线

17．A 带中有(　)

A．H 带 + I 带 + M 线

B. H带+M线+H带以外的A带

C. I带+H带+I带

D. I带+H带+H带以外的A带

E. H带+I带

18. 下列哪种纤维可称为细胞(　　)

A. 肌纤维

B. 胶原纤维

C. 神经纤维

D. 弹性纤维

E. 网状纤维

19. 肌浆网是(　　)

A. 微丝网

B. 粗面内质网

C. 内网器

D. 滑面内质网

E. 以上都不是

20. 肌浆网内储存有(　　)

A. 镁离子

B. 钾离子

C. 钙离子

D. 钠离子

E. 锌离子

21. 肌肉收缩时(　　)

A. I带不变

B. A带变窄

C. H带变窄

D. M线变窄

E. Z线变窄

22. 心肌纤维连接处的结构是(　　)

A. 突触

B. 闰盘

C. 粘多糖

D. 紧密连接

E. 以上都不是

23. 能分化为平滑肌细胞的是(　　)

A. 成纤维细胞

B. 未分化的间充质细胞

C. 浆细胞

D. 肥大细胞

E. 以上都不是

三、是非题

24. 骨骼肌纤维的超微结构主要有肌原纤维、横小管和肌浆网。

25. 肌原纤维是由粗肌丝和细肌丝构成的束，横桥是细肌丝构成的突起。

26. 横小管由肌膜形成，是兴奋传入肌纤维的通道。

27. 肌纤维即肌细胞，呈长梭形或长柱状，具有收缩功能。

28. 肌膜即肌细胞的细胞膜。

29. 肌浆即肌细胞的细胞质。

30. 两个T小管和两侧的终池合称三联体，是骨骼肌特有的结构。

31. 心肌细胞内，T小管一侧具有终末池，合称二联体，是心肌的特有结构。

32. 明带是骨骼肌纤维中完全由粗肌丝构成的带。

33. 暗带是骨骼肌纤维中完全由细肌丝构成的带。

四、名词解释

34. 肌节

35. 滑动学说

36. T小管

37. 横纹

五、简答题

38. 试述肌组织的分类及各类肌组织的特点。

39. 试述各类肌纤维光镜下的结构。

40. 试述骨骼肌纤维的超微结构。

41. 试述骨骼肌收缩原理。

参考答案

一、填空题

1．随意肌　横纹肌　收缩强而有力　易疲劳

2．不随意肌　无横纹　收缩缓慢持久　不易疲劳

3．不随意肌　有不明显的横纹　能自动有节律性收缩。

4．细　粗

5．明　暗

6．肌球　肌动　原肌球　肌钙

7．肌细胞　平滑肌　骨骼肌　心肌

8．长梭　1　肌纤维中央

9．长圆柱　横纹　许多　肌纤维周边　肌原纤维　带

10．滑面内质网　横小管　终池　横小管　终池　贮存钙　肌原纤维的收缩

11．短圆柱　分支　横纹　卵圆　1　细胞中央　闰盘

12．肌原纤维　粗　Z　不发达　较低　一侧　二联体

二、选择题

13．B　14．D　15．B　16．A　17．B　18．A　19．D　20．C　21．B　22．B　23．B

三、是非题

正确：24　26　27　28　29　31

错误：25　30　32　33

四、名词解释

34．相邻两条 Z 线之间的一段肌原纤维，称为肌节，由 1/2 明带（I 带）+ 暗带（A 带）+ 1/2 明带（I 带）组成，它是骨骼肌纤维结构和功能的基本单位。

35．即骨骼肌纤维的收缩原理，细肌丝在粗肌丝之间向 M 线滑动，明带缩窄，H 带缩窄或消失，肌节缩短，肌纤维收缩。

36．T 小管是由骨骼肌纤维的肌膜向肌浆内凹陷形成的，其走行与肌纤维的长轴垂直，可将肌膜的兴奋迅速传至肌纤维内部。

37．每一条骨骼肌纤维内的所有肌原纤维的明带和暗带都相应地排列在同一平面上，构成了骨骼肌纤维交替的并与骨骼肌纤维长轴垂直的横纹。

五、简答题

38．肌组织可分为平滑肌、心肌、骨骼肌三种。

平滑肌的特点：是不随意肌，肌纤维无横纹结构，其收缩缓慢、持久，但不易疲劳。

骨骼肌的特点：是随意肌，有横纹，其收缩快、强而有力但不持久，易疲劳。

心肌的特点：是不随意肌，有不明显的横纹，能自动节律性收缩。

39．平滑肌纤维：呈长梭形，直径约 8μm，长度平均 200μm，核为椭圆形或杆状。

骨骼肌纤维：呈长圆柱状，直径 10 ~ 100μm，长 1 ~ 40mm，一条纤维具有 100 多个核，位于肌膜下。核呈卵圆形或杆状。两种肌丝有规律地平行排列，并部分地重迭而形成明暗相间的横纹。

心肌纤维：呈柱状分叉，连接处形成闰盘，直径 15 ~ 20μm，有不明显的横纹。

40．肌动蛋白微丝和肌球蛋白微丝有规律地平行排列并部分重迭从而形成了 I 带、A 带、H 带、Z 线和 M 线，显示出光镜下的横纹。两 Z 线之间的一段肌原纤维为肌节。肌膜凹陷形成与肌纤维相垂直的 T 小管。滑面内质网构成肌浆网。肌浆网在 T 小管两侧汇合成终池与 T 小管共同构成三联体。

41．运动神经末梢将冲动传给肌膜；肌

膜兴奋经T小管传给终池；钙离子进入肌浆，肌原蛋白与钙离子结合，发生构型改变，进而使原肌球蛋白位置发生变化；肌动蛋白位点暴露，迅即与肌球蛋白头接触；肌球蛋白头ATP酶被激活，分解ATP并释放能量；肌球蛋白的头及杆发生屈曲转动，将肌动蛋白拉向M线；细肌丝在粗肌丝之间向M线滑动，肌纤维收缩；收缩完毕，钙离子被泵回肌浆网，肌原蛋白恢复原来的构型，原肌球蛋白恢复原位，又掩盖肌动蛋白位点，肌球蛋白头与肌动蛋白脱离接触，肌纤维则处于松弛状态。

第五章　神经组织

习题

一、填空题

1. 神经元的形态多种多样，大小不一，是______的______单位，其结构可分为______和______，后者又分为______和______两种。

2. 神经元细胞体的胞质除含有一般细胞器外，还含有丰富______和______两种特征性结构。

3. 位于神经元胞体和树突内强嗜碱性结构称为______，电镜观察是由______和______构成，主要功能是______。

4. 光镜下镀银标本，可见神经元胞质内有许多呈棕黑色细丝交错排列成网，并伸入树突和轴突内的结构称为______，电镜下由______和______组成。

5. 以释放______传导冲动的突触称为______，电镜下由______、______和______组成。

6. 中枢神经系统的神经胶质细胞包括______、______、______、______。

7. 神经纤维是由______和______构成，根据神经胶质细胞是否形成髓鞘，可将其分为______和______两类。

8. 周围神经系统的有髓神经纤维的髓鞘是由______而成，电镜观察为______。其化学成分是______和______。

9. 有被囊的感觉神经末梢种类很多，常见的有______、______、______。

10. 中枢神经系统的星形胶质细胞分为______和______两种。

11. 按神经元的突起数量可分为______、______、______。

二、选择题

12. 神经元代谢和营养的中心是(　　)
A. 胞体
B. 细胞核
C. 树突
D. 突触
E. 神经原纤维

13. 电镜下尼氏体（Nissl body）是由(　　)
A. 许多粗面内质网和微管组成
B. 许多粗面内质网和溶酶体组成
C. 许多粗面内质网和线粒体组成
D. 许多粗面内质网和滑面内质网组成
E. 许多粗面内质网和游离核糖体组成

14. 神经元细胞核的特点为(　　)
A. 一个，分叶状，位于细胞体中央，着色深
B. 一个，大而圆，位于胞体中央，核膜明显，着色浅，核仁清晰
C. 一个，染色质呈车轮状，偏位，核仁明显
D. 一个，板状核，着色深，核仁不明显
E. 一个，大而圆，被挤在细胞边缘，核仁不明显

15. 神经元合成蛋白质的结构是(　　)
A. 溶酶体
B. 滑面内质网

C. 线粒体
D. 神经原纤维
E. 尼氏体

16. 在 HE 染色的标本上区别树突和轴突的主要依据是(　　)
A. 神经原纤维
B. 尼氏体
C. 色素颗粒
D. 突起的膜
E. 突起内的细胞质

17. 突触中含有神经递质的结构是(　　)
A. 突触前膜
B. 突触后膜
C. 线粒体
D. 微管
E. 突触小泡

18. 中枢神经系统有髓神经纤维的髓鞘形成的细胞是(　　)
A. 神经膜细胞
B. 星形胶质细胞
C. 少突胶质细胞
D. 小胶质细胞
E. 卫星细胞

19. 躯体传出神经纤维终止于骨骼肌的结构称为(　　)
A. 触觉小体
B. 环层小体
C. 肌梭
D. 游离神经末梢
E. 运动终板

20. 运动终板的突触小泡内含有(　　)
A. 去甲肾上腺素
B. 乙酰胆碱
C. 多巴胺
D. 5 - 羟色胺
E. P 物质

21. 感受压觉的神经末梢是(　　)
A. 触觉小体
B. 肌梭
C. 运动终板
D. 环层小体
E. 游离神经末梢

22. 关于环层小体，以下哪项正确(　　)
A. 分布于皮肤真皮乳头内
B. 薄层结缔组织组成被囊
C. 感受压觉和振动觉
D. 圆形，与触觉小体大小相似
E. 有髓神经纤维穿行于中央

23. 神经元的轴突内不含有的结构是(　　)
A. 尼氏体和高尔基复合体
B. 微管
C. 线粒体
D. 神经丝
E. 小泡

24. 下列哪项不符合有髓神经纤维髓鞘的特点(　　)
A. 髓鞘包裹着轴突
B. 光镜下仅见残留的呈网状的蛋白质
C. 电镜下为明暗相间的板层结构
D. 化学成分是类脂和蛋白质
E. 源于轴膜缠绕而成

25. 不符合运动终板结构特点的是(　　)
A. 传出神经末梢终止于平滑肌
B. 突触小泡内含有乙酰胆碱
C. 呈卵圆形板状隆起
D. 电镜观察肌膜凹陷形成突触槽
E. 轴膜与肌膜之间有突触间隙

三、是非题

26. 室管膜细胞衬在脑室和脊髓中央管的腔面为立方上皮和柱状上皮，有产生脑脊液的功能。

27. HE染色光镜下观察神经元胞体的胞质中可见尼氏体、神经原纤维、色素颗粒。

28. 神经元胞体的细胞质除含一般细胞器外，还富含尼氏体和神经原纤维、色素颗粒。

29. 化学突触是释放神经递质传导信息的方式，是进行双向传导的主要结构。

30. 神经末梢是神经纤维的终末部分，止于体内各组织或器官内。

31. 周围神经系统的胶质细胞有神经膜细胞和卫星细胞，包裹神经纤维形成髓鞘，起到保护作用。

32. 神经元的突起有轴突和树突两种，它们的区别在于数量和功能的不同。

四、名词解释

33. 神经元

34. 尼氏体

35. 神经原纤维

36. 化学突触

37. 神经纤维

38. 运动终板

39. 轴丘

40. 施万细胞

五、简答题

41. 以多极神经元为例，简述神经元胞体细胞质的结构特点。

42. 试述运动终板的电镜结构。

43. 简述神经元突起的种类，以及各自的特点。

44. 简述周围神经系统有髓神经纤维的结构。

参考答案

一、填空题

1. 神经系统　结构和功能　胞体　突起　树突　轴突

2. 尼氏体　神经原纤维

3. 尼氏体　粗面内质网　游离核糖体　合成蛋白质

4. 神经原纤维　微管　神经丝

5. 神经递质　化学性突触　突触前膜　突触间隙　突出后膜

6. 星形胶质细胞　少突胶质细胞　小胶质细胞　室管膜细胞

7. 轴突　包裹轴突或者长树突的胶质细胞　有髓神经纤维　无髓神经纤维

8. 施万细胞包裹　明暗相间的板层状类脂　蛋白质

9. 触觉小体　环层小体　肌梭

10. 纤维性星形胶质细胞　原浆性星形胶质细胞

11. 假单极神经元　双极神经元　多极神经元

二、选择题

12.A　13.E　14.B　15.E　16.B
17.E　18.C　19.E　20.B　21.D
22.C　23.A　24.E　25.A

三、是非题

正确：26　28　30　31　32
错误：27　29

四、名词解释

33. 神经细胞又称神经元，是高度分化的细胞，具有传导信息的作用，是神经系统结构的基本单位。其结构可分为胞体和突起。

34. 神经元胞体和树突富含的结构，光镜下是嗜碱性小体或颗粒结构，电镜观察为粗面内质网和游离核糖体，其功能为合成蛋白质、神经递质和酶。

35. 神经元富含的结构，光镜下镀银标本可见棕黑色细丝状，电镜下为神经丝、神经微管，构成细胞骨架并参与物质运输。

36. 是释放神经递质传导冲动的突触。神经递质分肽类与非肽类两大类，是神经系统中最常见的类型。

37. 由神经元的轴突或感觉神经元长树突和包在外表的神经胶质细胞构成，少突胶质细胞是包裹中枢神经纤维轴突，神经膜细胞是包裹周围神经纤维轴突，分为有髓神经纤维和无髓神经纤维两类。

38. 为躯体运动神经末梢，分布于骨骼肌。位于脊髓前角或脑干的运动神经元胞体发出的长轴突，抵达骨骼肌时失去髓鞘，此区域呈椭圆形板状隆起，亦称神经肌连接。

39. 从神经元胞体发出轴突的部位呈圆锥形，轴丘无尼氏体，故染色淡。此处也无高尔基复合体。

40. 参与周围神经系统中神经纤维的构成。施万细胞包绕轴突形成髓鞘。

五、简答题

41. 每个神经元具有胞体和突起两部分。多极神经元的胞体呈星形；胞核大而圆，位于中央，异染色质少，染色浅，核仁大而明显。光镜下，可见胞体的细胞质内含嗜碱性团块状或颗粒状尼氏体，电镜下为丰富的粗面内质网和游离核糖体。银染标本上可见细胞质内含许多神经原纤维，电镜下其由微丝或微管组成，散在分布于细胞质。突起分树突和轴突。树突短而粗，分支多，其内部结构与细胞体相似，但无高尔基复合体，表面有许多树突棘，是形成突触的重要部位。轴突细而长，也可发出侧支，表面的细胞膜又称轴膜；轴突内的细胞质又称轴质；由细胞体发出轴突处常呈圆锥形，称轴丘；轴丘处因无尼氏体而染色浅，此处也无高尔基复合体。神经原纤维沿轴突的长轴平行成束排列。

42. 化学突触以神经递质作为传递信息的媒介。电镜下，化学突触由突触前成分、突触间隙、突触后成分三部分构成。突触前成分、内含许多突触小泡，小泡内含乙酰胆碱。轴突终末与后一神经元或效应细胞相对应的局部细胞膜增厚称为突触后膜，含有能与特异性神经递质相结合的受体。

43. 神经元的突起分为树突和轴突。每个神经元至少有一个树突，大多神经元为多个树突。从胞体发出的突起比较粗，逐渐变细，并多有分支，形如树枝状，故称树突，在分支上常可见大量棘状的短小突起，称树突棘。树突和树突棘极大扩展了神经元接受刺激的表面积。树突表面是细胞膜，树突内胞质的结构与胞体相似。树突的功能主要是接受刺激，将信息传入胞体。每个神经元只有一个轴突，一般由胞体发出，长短不一，长者可达1m以上，短者仅数微米。直径变化不大。发出的侧枝常与轴突呈直角。光镜下胞体发出轴突的部位常为椭圆形，称轴丘，轴丘内无尼氏体，故染色浅。轴突表面的胞膜称轴膜，内含的胞质称轴质。轴丘和轴质内有大量微管、神经丝和细长的线粒体，还有滑面内质网、微丝和小泡。微管、微丝和神经丝之间均有横桥连接，构成轴质中的网架。轴突内无粗面内质网、游离核糖体和高尔基复合体，故不能合成蛋白质。轴突所需的蛋白质和酶是由胞体内合成后输送到轴突的。轴突内的物质运输称轴突运输。

44. 周围神经系统有髓神经纤维一个施万细胞包裹一段轴突或长树突，相邻的施万细胞不完全连接，位于神经纤维上这一部位较窄，称郎飞结。两个郎飞结之间的一段神经纤维叫节间体，一个节间体外围即为一个施万细胞。髓鞘即由施万细胞缠绕而成。电镜观察，髓鞘呈明暗相间的板层状，其主要化学成分是髓磷脂。有髓神经纤维传导速度快。

第六章 神经系统

习题

一、填空题

1．小脑皮质内的神经元有______、______、______、______和______。

2．小脑皮质的传入纤维有______、______、______。

3．神经节是______集中的部位，分为______、______、______。

4．小脑皮质的结构由外向内依次分为______、______和______。

5．大脑皮质的神经元有______、______、______。

6．血－脑屏障由______、______和______组成。

7．脑脊液主要由脑室的______产生的，位于______、______、______。

8．脉络丛是由______和部分______的软膜与______直接相贴，突入脑室形成的______结构。脉络丛上皮不断分泌无色透明的液体称______。

9．脑脊膜是包裹在脑和脊髓表面的______膜，由外向内分______、______、______三层。

10．脊髓灰质主要是______集中的部位，可分为______、______和侧角。

11．大脑皮质和小脑皮质最浅一层均称为______，该层内的神经元形态上都是______，功能上都是______。

二、选择题

12．血－脑屏障的组成是(　　)

A．连续毛细血管内皮、断续基膜、结缔组织

B．连续毛细血管内皮、基膜、被膜

C．有孔毛细血管内皮、基膜、神经胶质细胞

D．内皮、基膜和结缔组织

E．连续毛细血管内皮、基膜、神经胶质细胞膜

13．构成脊髓灰质的有(　　)

A．神经元胞体、神经纤维和神经胶质细胞

B．神经元、神经节和神经胶质细胞

C．神经元、周围神经和神经胶质细胞

D．神经元、神经末梢和神经胶质细胞

E．神经纤维、神经末梢和神经胶质细胞

14．大脑皮质的星形细胞层内最主要神经元是(　　)

A．锥体细胞

B．星形细胞

C．梭形细胞

D．篮状细胞

E．颗粒细胞

15．小脑皮质的结构，从外至内明显分为三层，即(　　)

A．分子层、锥体细胞层和粒层

B．分子层、梨状神经元层和节细胞层

C．分子层、粒层和节细胞层

D．分子层、粒层和多形层

E．分子层、蒲肯野细胞层、颗粒层

16．神经系统的基本组成成分是(　　)

A．神经元和神经末梢

B．神经细胞和神经

C．神经元和神经纤维

D．神经元和神经胶质细胞

E．神经细胞和神经元

17．小脑的传出神经元是(　　)

A．蒲肯野细胞

B．星形细胞

C．篮状细胞

D．颗粒细胞

E．高尔基细胞

18．分泌脑脊液的主要结构是(　　)

A．脉络膜

B．脉络丛

C．脉络丛上皮

D．室管膜上皮

E．内皮细胞

19．以下对神经的描述中，哪一项错误(　　)

A．若干神经束与结缔组织共同构成

B．每一条神经束又包括许多神经纤维

C．一条神经内，神经纤维多为混合型

D．神经纤维粗细不等，髓鞘或有或无

E．神经束和神经纤维外包神经束膜和神经膜

20．蒲肯野细胞的描述哪项是错误的(　　)

A．胞体位于皮质最深层

B．是小脑皮质中最大的神经元

C．树突分支茂密呈扁柏状

D．树突表面棘突极多

E．轴突构成小脑的传出纤维

21．小脑皮质的平行纤维是(　　)

A．篮状细胞轴突末端的侧枝

B．颗粒细胞轴突末端分支

C．从延髓来的攀缘纤维

D．从脊髓来的苔藓纤维

E．蒲肯野细胞的轴突侧枝

22．脊髓前角运动神经元轴突终末的突触小泡内含有(　　)

A．脑啡呔

B．多巴胺

C．P 物质

D．乙酰胆碱

E．去甲肾上腺素

三、是非题

23．脑的毛细血管内皮是有孔型的，血供丰富，利于物质代谢。

24．神经节分为脑脊神经节和植物神经节，节细胞均为多极神经元。

25．大脑皮质的神经元有锥体细胞、颗粒细胞、梭形细胞，属于多极神经元。

26．小脑皮质的结构从内至外明显分为分子层、蒲肯野细胞层、颗粒层。

27．脑脊髓外面有结缔组织包裹，由内向外有硬膜、蛛网膜、软膜。

28．中枢神经系统内的中间神经元，有的是兴奋性的，有的是抑制性的。

四、名词解释

29．脑脊液

30．锥体细胞

31．闰绍细胞

32．苔藓纤维

33．脊髓灰质

34．血－脑屏障

五、简答题

35．试述小脑皮质传入纤维的结构。

36．试述大脑皮质的神经元。

参考答案

一、填空题

1. 蒲肯野细胞　颗粒细胞　星形细胞　篮状细胞　高尔基细胞

2. 攀缘纤维　苔藓纤维　去甲肾上腺素能纤维

3. 周围神经系统　脊神经节　脑神经节　自主神经节

4. 分子层　蒲肯野细胞层　颗粒层

5. 锥体细胞　颗粒细胞　梭形细胞

6. 连续型毛细血管内皮　完整的基膜　神经胶质膜

7. 脉络丛上皮　脑室　脊髓中央管　蛛网膜下腔和血管周隙

8. 第三、四脑室顶　侧脑壁　室管膜　皱襞状　脑脊液

9. 结缔组织　硬膜　蛛网膜　软膜

10. 神经元胞体　前角　后角

11. 分子层　多极神经元　中间神经元

二、选择题

12. E　13. A　14. C　15. E　16. D　17. A　18. C　19. E　20. A　21. B　22. D

三、是非题

正确：25　28

错误：23　24　26　27

四、名词解释

29. 脑脊液充满脑室和脊髓中央管以及脑、脊髓、蛛网膜下腔，由脑室的脉络丛上皮产生，其特点是不断地产生、循环和吸收，因此脑室和蛛网膜下腔内液体压力和成分保持在恒定水平。脑脊液对脑组织起缓冲、保护、营养和运输代谢物质等作用。脑脊液的检查对中枢神经系统疾病的诊断和预后都有重要的意义。

30. 锥体细胞位于大脑皮质的神经元，属多极神经元，分大、中、小三型，数量多。胞体形似锥体，从尖端发出一条主树突，伸出皮质表面，途中发出小分支，胞体底部发出轴突，从皮质进入髓质，组成投射纤维，下行至脑干或脊髓，或为联合纤维走向同侧，或走向对侧的另一皮质区，为大脑皮质的主要传出（投射）神经元。

31. 闰绍细胞是脊髓前角一种中间神经元，其轴突与 α 神经元胞体形成突触，起抑制 α 神经元的作用。

32. 苔藓纤维为小脑皮质传入纤维之一，为兴奋性纤维。起源于脊髓和脑干的核群，进入小脑皮质后反复分支呈苔藓状。其终末支与颗粒细胞的树突分支形成突触，可兴奋数百个颗粒细胞，继而使蒲肯野细胞发生兴奋。

33. 脊髓主要的功能是传导上下行神经冲动和进行反射活动。灰质主要是神经元胞体集中部位，此外还有树突、无髓神经纤维，被划分为许多细胞群或细胞核，是脊髓功能活动的重要场所。

34. 血－脑屏障的结构是毛细血管的内皮及细胞间的紧密连接、基膜、周细胞及星形胶质细胞突起的脚板。它可防止毒素及其他有害物质侵入脑内，起到保护阻挡的作用，并可调节血液和细胞外液同脑脊液之间的物质交换，维持神经系统内环境稳定。

五、简答题

35. 小脑皮质的传入纤维有三种：

攀缘纤维：是蒲肯野细胞特有的传入纤维。主要起源于延髓的下橄榄核，纤维较细，进入皮质后攀附在蒲肯野细胞的树突上形成突触，能直接引起蒲肯野细胞兴奋，故为兴奋性纤维。

苔藓纤维：也是兴奋性纤维，主要起源于脊髓和脑干的神经核，纤维较粗，进入皮质后纤维反复分支，末端呈苔藓状，分支终末膨大，与许多颗粒细胞的突触、高尔基细胞的轴突或近端树突形成复杂突触群，形似小球，故称小脑小球。一条苔藓纤维可兴奋许多个颗粒细胞，通过颗粒细胞的平行纤维又可间接兴奋更多的蒲肯野细胞。

去甲肾上腺素能纤维：起源于脑干的蓝斑核，对蒲肯野细胞有抑制作用。去甲肾上腺素能纤维从髓质穿越皮质分散于皮质各层，途中与蒲肯野细胞胞体或树突形成轴突。蒲肯野细胞发出的轴突组成小脑皮质唯一的传出纤维，终止于小脑髓质内的神经核。

36. 大脑皮质的神经元分层排列，除个别区域外，一般可分为6层，6层结构从表层到深层依次为：

分子层：此层较厚，位于大脑皮质的最表面。神经元较少，主要是水平细胞和星形细胞，水平细胞的树突和轴突与皮质表面平行分布；还有许多与皮质表面平行的神经纤维。

外颗粒层：由许多星形细胞和少量小型锥体细胞构成。

外锥体细胞层：较厚，主要是中小型锥体细胞和星形细胞组成，以中型锥体细胞占多数。它们的顶树突伸至分子层，轴突组成联合传出纤维。

内颗粒层：细胞密集，多数为星形细胞。

内锥体细胞层：主要由大中型锥体细胞组成。在中央前回运动区，此层有巨大锥体细胞，胞体高 120μm，宽 80μm，称 Betz 细胞。此层锥体细胞的顶树突伸至分子层，轴突下行的脑干和脊髓组成投射纤维。

多形细胞层：以梭形细胞为主，还有锥体细胞和颗粒细胞。

第七章 循环系统

习题

一、填空题

1. 心壁由______、______和______构成；心内膜由______、______和______构成。

2. 动静脉的管壁一般可分为______、______和______三层，而毛细血管则由______和______构成。

3. 动脉包括______、______、______和______；中动脉的中膜主要由______组成。其可产生______、______和______。

4. 大动脉又称________，中动脉又称______，小动脉又称______。

5. 大动脉的中膜主要由 40 ~ 70 层______构成；中动脉的中膜由 10 ~ 40 层______组成；小动脉中膜的平滑肌约______层；微动脉中膜的平滑肌为______层。

6. 毛细血管是______、______的血管。毛细血管网在______的组织和器官密集；在______的组织或器官较稀疏。

7. 根据内皮细胞等结构特点可将毛细血管分为______、______和______三类。

8. 连续毛细血管的物质交换主要是通过______的作用完成。此型毛细血管分布于______、______、______和______等处。

9. 有孔毛细血管的物质交换通过______来完成，此型毛细血管主要分布于______、______和______等处。

10. 血窦的物质交换是通过______和______进行的，主要分布于______、______、______和______等处。

11. 微循环的六个组成部分是______、______、______、______、______、______。

12. 没有淋巴管分布的组织或器官有______、______、______、______、______等处。

二、选择题

13. 构成心内膜的结构是(　　)

A. 内皮、内皮下层
B. 内皮、心内膜下层
C. 内皮、内皮下层、心内膜下层
D. 内皮、固有层、心内膜下层
E. 内皮、内皮下层、固有层

14. 关于心房钠尿肽何项为错(　　)

A. 由心房肌纤维分泌
B. 由内皮细胞分泌
C. 有利尿排钠作用
D. 有扩张血管、降低血压作用
E. 右心房分泌得多

15. 心脏的传导系统是(　　)

A. 交感神经纤维在心内的分支
B. 副交感神经纤维在心内的分支
C. 躯体神经纤维在心内的分支
D. 混合神经纤维在心内的分支
E. 特殊分化的心肌纤维

16. 蒲肯野纤维分布于(　　)

A. 内皮下层
B. 心室的心内膜下层
C. 心内膜
D. 心外膜
E. 内皮

17. 血管壁的一般组织结构可分为

(　　)

A. 内皮、中膜、外膜

B. 内皮、内弹性膜、外膜

C. 内弹性膜、中膜、外膜

D. 内膜、中膜、外膜

E. 内膜、中膜、外弹性膜

18. 内弹性膜位于(　　)

A. 内膜与外膜之间

B. 中膜

C. 内膜与中膜之间

D. 外膜

E. 中膜与外膜之间

19. 关于大动脉的结构特征何项为错(　　)

A. 内皮下层含平滑肌细胞

B. 中膜主要由大量的弹性膜构成

C. 内膜与中膜分界不明显

D. 外膜厚，外弹性膜明显

E. 外膜中有营养血管

20. 大动膜中膜内的弹性纤维来自(　　)

A. 外膜渗入

B. 血浆渗入

C. 心肌细胞

D. 平滑肌细胞

E. 间质细胞

21. 关于中动脉何项为错(　　)

A. 内弹性膜不明显

B. 中膜无弹性膜

C. 管径在 1 ~ 10mm 之间

D. 又称肌性动脉

E. 有调节各器官血流量的作用

22. 中动脉的内膜组成依次为(　　)

A. 内皮、内弹性膜、内膜下层

B. 内皮、内弹性膜

C. 内皮、内皮下层、内弹性膜

D. 内皮、内皮下层、内膜下层

E. 内皮、基膜

23. 关于静脉的描述何项为错(　　)

A. 管径大，管壁薄

B. 管壁结构变异大

C. 管腔形状不规则

D. 血容量大于动脉

E. 内为动脉血

24. 周细胞分布于(　　)

A. 毛细血管基膜外

B. 微动脉的内皮外

C. 小静脉的内皮外

D. 毛细血管内皮与基膜间

E. 小动脉的内皮与基膜间

25. 电镜下，毛细血管可分为(　　)

A. 连续毛细血管、有孔毛细血管和真毛细血管

B. 连续毛细血管、有孔毛细血管和直捷通路

C. 连续毛细血管、有孔毛细血管和血窦

D. 连续毛细血管、真毛细血管和血窦

E. 有孔毛细血管、真毛细血管和血窦

26. 有孔毛细血管与连续毛细血管的主要区别是(　　)

A. 内皮细胞为连续的

B. 胞质薄，有许多小孔

C. 胞质内含吞饮小泡

D. 内皮外周细胞少

E. 基膜薄而连续

27. 关于血窦的描述何项为错(　　)

A. 管腔大，管壁薄

B. 形状不规则

C. 内皮细胞间隙大

D. 基膜不连续

E. 吞饮小泡多

28. 有孔毛细血管分布于(　　)

A. 结缔组织

B. 小肠粘膜

C. 中枢神经

D. 胰岛

E. 肺组织

29. 毛细血管进行物质交换不具有的形式为(　　)

A. 内皮细胞的吞饮

B. 出胞和入胞

C. 弥散，渗透

D. 主动转运

E. 吞噬作用

30. 无毛细血管分布的组织是(　　)

A. 骨骼肌

B. 平滑肌

C. 软骨组织

D. 肌腱

E. 韧带

31. 关于毛细淋巴管的描述何项为错(　　)

A. 以盲端起始于组织

B. 管腔大，不规则

C. 管壁薄，无周细胞

D. 基膜连续完整

E. 内皮细胞间隙较宽

三、是非题

32. 心室的内皮下层为细密结缔组织，还有少量蒲肯野纤维。

33. 心室肌纤维较心房肌纤维长，而心房肌纤维含分泌颗粒较心室肌纤维为多。

34. 窦房结为心脏的正常起搏点，位于上腔静脉与右心耳交界处的心内膜深面。

35. 血管外膜主要以成纤维细胞为主。当血管损伤时，成纤维细胞具有修复能力。

36. 大动脉和中动脉均有内、外弹性膜，且大动脉的内、外弹性膜较中动脉分界清楚。

37. 同型动脉与静脉相比，静脉内的平滑肌和弹性纤维不及动脉丰富。

38. 静脉瓣具有顺血流而开放、逆血流而关闭的功能，它是管壁的外膜形成的结构。

39. 中静脉一般有内弹性膜，而无外弹性膜。

40. 动脉和静脉管壁内的营养血管在内膜、中膜、外膜均有分布。

41. 大动脉是靠管壁的弹性、中动脉是靠平滑肌的缩舒来维持血流的。

42. 毛细血管网在代谢较低的器官较为密集。

43. 毛细血管通常是 1～2 个单层扁平的内皮细胞附在基膜上，间有数量不等的周细胞。

44. 血窦的内皮细胞间隙较大，基膜不连续，但吞饮小泡很丰富。

45. 窦状毛细血管通透性较大的结构基础是内皮细胞上有孔，基膜不连续，甚至无基膜，且内皮细胞间隙较大。

46. 微循环内的血液在静息状态下，大部分流经真毛细血管回微静脉。

47. 毛细淋巴管与毛细血管相比，管腔大而不规则，管壁薄有周细胞。

48. 心脏不但是血液循环的动力器官，而且还有重要的内分泌功能。

49. 淋巴管系统内的淋巴可直接回流入心脏。

四、名词解释

50. 心房特殊颗粒

51. 心骨骼

52. 起搏细胞

53. 蒲肯野纤维

54. 窦房结

55. 内弹性膜

56. 弹性动脉

57. 周细胞

58. 吞饮小泡

59. 血窦

60. 微循环

五、简答题

61. 简述心壁各层结构特点。

62. 心脏传导系统的组成、功能及主要细胞类型如何？

63. 简要概述大动脉与中动脉的主要区别。

64. 试述各型毛细血管的结构和功能特点及主要分布。

参考答案

一、填空题

1. 心内膜　心肌膜　心外膜　内皮　内皮下层　心内膜下层

2. 内膜　中膜　外膜　内皮　基膜

3. 大动脉　中动脉　小动脉　微动脉　平滑肌　胶原纤维　弹性纤维　基质

4. 弹性动脉　肌性动脉　外周阻力血管

5. 弹性膜　环行平滑肌纤维　3～9　1～2

6. 管径最细　分布最广　代谢旺盛　代谢较低

7. 连续毛细血管　有孔毛细血管　血窦（窦状毛细血管）

8. 吞饮小泡　结缔组织　肌组织　肺　中枢神经系统

9. 内皮细胞的窗孔　胃肠粘膜　肾血管球　某些内分泌腺

10. 内皮细胞的窗孔　细胞间隙　肝　脾　骨髓　某些内分泌腺

11. 微动脉　毛细血管前微动脉和中间微动脉　真毛细血管　直捷通路　动静脉吻合　微静脉

12. 神经组织　软骨　骨　骨髓　胎盘

二、选择题

13.C　14.B　15.E　16.B　17.D
18.C　19.D　20.D　21.A　22.C
23.E　24.D　25.C　26.B　27.E
28.D　29.E　30.C　31.D

三、是非题

正确：33　35　37　39　41　43　45　48

错误：32　34　36　38　40　42　44　46　47　49

四、名词解释

50. 电镜下，可见部分心房肌纤维含电子致密的分泌颗粒，称心房特殊颗粒。内含心房钠尿肽，具有很强的利尿、排钠、扩张血管和降低血压的作用。

51. 心骨骼是位于心房肌和心室肌之间的致密结缔组织构成的支架结构，为心肌纤维附着处。

52. 起搏细胞是心肌兴奋的起搏点，位于窦房结和房室结的中心部位，细胞较小，呈梭形或多边形，包埋在一团致密的结缔组织中。

53. 蒲肯野纤维位于心室的心内膜下层，组成房室束及其分支，纤维短而粗，形状不规则，与心室肌纤维相连，能快速传递冲动，引起心室肌兴奋，产生同步收缩。

54. 窦房结位于上腔静脉与右心耳交界处的心外膜深面，是心脏的正常起搏点。

55. 内弹性膜位于血管内膜的内皮下层深面，由弹性蛋白构成，膜上有许多窗孔，是血管内膜与中膜的分界标志。

56. 弹性动脉即大动脉，是指管径在10mm以上的动脉，因管壁中有多层弹性膜和大量弹性纤维而得名，故富有弹性，可保持心脏搏动时血液持续流动。

57. 周细胞位于毛细血管内皮细胞与基膜之间，细胞扁长而有突起，纵向包围并衬托着毛细血管。周细胞有机械支持作用和收缩功能，并可分化为内皮细胞或成纤维细胞，参与组织再生。

58. 吞饮小泡主要位于连续毛细血管的内皮细胞胞质内，由细胞邻腔面或基底面的细胞膜内凹所形成，可通过胞吐方式释放内容物，进行物质交换。

59. 血窦也称窦状毛细血管，其管腔大，形状不规则，内皮细胞间隙较大，有窗孔，基膜不完整或无基膜，主要位于肝、脾、骨髓和某些内分泌腺等处。

60. 微循环是指从微动脉到微静脉之间的血液循环，是血液循环的基本功能单位。

五、简答题

61. 心壁由心内膜、心肌膜和心外膜三层构成。

心内膜由内皮、内皮下层和心内膜下层构成。内皮为单层扁平上皮，薄而光滑，利于血液流动。内皮下层为细密结缔组织，内有少量平滑肌纤维。心内膜下层为疏松结缔组织，内含小血管和神经。心肌膜主要由心肌纤维组成。心肌纤维分层或集合成束，肌层或肌束间有数量不等的结缔组织和丰富的毛细血管。心房肌薄，而分为浅深两层。心房肌纤维短而细，无分支，部分心房肌纤维在电镜下可见到心房特殊颗粒。心室肌厚，可分为内纵、中环、外斜三层。心室肌纤维粗而长，有分支，呈螺旋状排列。

心外膜为浆膜心包的脏层，其表面被覆一层间皮，深面为疏松结缔组织，内含血管、神经和脂肪细胞等。

62. 心脏的传导系统由窦房结、房室结、房室束及其左右束支，以及分布到心室乳头肌和心室壁的许多细支组成。其功能是发出冲动并传导到心脏各部，使心肌按一定的节律收缩，维持心脏的自动节律性。组成心脏传导系统的细胞类型主要有三种：

（1）起搏细胞：位于窦房结和房室结的中心部位，细胞较小，呈梭形或多边形，包埋在一团致密的结缔组织中。胞质内细胞器和肌原纤维较少，糖原较多。此型细胞是心肌兴奋的起搏点。

（2）移行细胞：主要位于窦房结和房室结周边及房室束，细胞呈细长形，比心肌纤维短，比起搏细胞长，胞质内有较多的肌原纤维，起传导冲动的作用。

（3）蒲肯野纤维：位于心室的心内膜下层，纤维短而粗，形状不规则，胞质中有丰富的线粒体和糖原，肌原纤维较少。能快速传递冲动，引起心室肌兴奋。

63. 大动脉与中动脉的主要区别有以下几点：

（1）大动脉的管径较粗，在 10mm 以上；而中动脉的管径较细，约在 1 ~ 10mm 之间。

（2）大动脉管壁有多层弹性膜和大量弹性纤维，故称弹性动脉，而中动脉管壁有丰富的平滑肌，属肌性动脉。

（3）大动脉的内皮下层较厚，内膜与中膜分界不明显，而中动脉内皮下层较薄，内膜与中膜交界处有明显的内弹性膜，分界清楚。

（4）大动脉的中膜很厚，由 40 ~ 70 层弹性膜构成；而中动脉的中膜相对较薄，由 10 ~ 40 层环行平滑肌组成。

（5）大动脉的外膜较薄，外弹性膜与中膜的弹性纤维相连，分界不清；而中动脉的外膜较厚，中膜与外膜间有明显的外弹性膜，分界清楚。

（6）大动脉借管壁弹性调节血管扩张与回缩，以保证血液持续流动；而中动脉以平滑肌的舒缩控制管径的大小，调节分配到组织器官的血流量。

64. 电镜下，根据内皮细胞的结构常将毛细血管分为三类：

（1）连续毛细血管的特点是内皮细胞间有紧密连接结构，基膜完整，胞质中有大量吞饮小泡。此型毛细血管通透性较差，物质交换主要通过吞饮小泡的作用完成。主要分布于结缔组织、肌组织、肺和中枢神经系统等处。

（2）有孔毛细血管的特点是内皮细胞不含核的部分极薄，有许多贯穿胞质的内皮窗孔，内皮细胞含吞饮小泡很少，基膜连续。此型毛细血管的物质交换主要通过内皮细胞的窗孔来完成，故通透性较大。主要分布于胃肠粘膜、肾血管球和某些内分泌腺等处。

（3）血窦也称窦状毛细血管，其特点是管腔大，形状不规则，内皮细胞间隙较大，有窗孔，基膜不连续或无基膜。此型毛细血管的物质交换是通过内皮细胞的窗孔和细胞间隙进行的，故通透性最大。血窦主要分布于肝、脾、骨髓和某些内分泌腺等处。

第八章　免疫系统

习题

一、填空题

1．根据淋巴细胞的发生部位、表面特征、寿命及免疫功能等，至少可将其分为______、______和______三类。

2．淋巴组织常由______和______构成支架，网眼中充满了大量的______细胞、______细胞及______细胞等。

3．中枢淋巴器官发生较______，淋巴细胞的分裂分化主要受______和______的影响，其执行功能不受______的影响。

4．胸腺皮质主要由______细胞和大量密集的______细胞构成，后者又称______细胞。

5．血－胸腺屏障位于胸腺的______，除连续的内皮及完整的基膜外，还包括______、______和______，其中以______层的结构最为重要。

6．胸腺小体位于胸腺______内，主要由多层扁平的______细胞围成，胸腺小体内还常见______细胞和______细胞。

7．淋巴结副皮质区是位于浅层皮质与髓质之间的一些______组织，主要由______细胞组成，还有______细胞和______细胞。

8．淋巴窦的窦腔内有______和______构成支架，其上附有许多______细胞。

9．淋巴结的毛细血管后微静脉位于______，是由______内皮细胞围成，是淋巴细胞从______进入______的重要通道。

10．脾的白髓沿中央动脉分布，分为______和______两部分；脾的红髓由______和______构成。

11．脾索内有中央动脉的分支称为______，其终末毛细血管多开口于脾索，也有少数直接通入______。

12．脾是人体内最大的淋巴器官，它有______、______、______和______的功能。

13．扁桃体粘膜表面的复层扁平上皮向固有层内深陷，形成10～30个______。其周围的固有层中有许多______及______等。

14．单核吞噬细胞系统包括血液中的______、肝内的______、肺内的______、神经组织内的______、表皮的______及骨组织内的______等。

二、选择题

15．不属于淋巴器官的是(　　)

A．胸腺
B．阑尾
C．脾
D．淋巴结
E．小肠

16．胸腺发育不全将导致(　　)

A．体内缺乏T淋巴细胞
B．体内缺乏B淋巴细胞
C．体内缺乏浆细胞
D．体内缺乏巨噬细胞
E．体内缺乏T淋巴细胞和B淋巴细胞

17．属于脾白髓的结构是(　　)

A．脾窦
B．脾索
C．被膜
D．淋巴小结

E．以上都不是

18．不属于单核吞噬细胞系统的是(　　)

A．肺泡吞噬细胞

B．浆膜腔的巨噬细胞

C．肝血窦的内皮细胞

D．神经系统的小胶质细胞

E．破骨细胞

19．淋巴结皮质的构造中应除外的是(　　)

A．淋巴小结

B．动脉周围淋巴鞘

C．副皮质区

D．淋巴窦

E．小梁

20．淋巴结内T淋巴细胞主要存在于(　　)

A．淋巴小结中央部

B．皮质的浅层

C．皮质浅层及淋巴小结之间

D．髓索

E．小梁

21．胸腺的实质不含(　　)

A．淋巴小结

B．淋巴组织

C．上皮性网状细胞

D．胸腺小体

E．T淋巴细胞

22．生发中心位于淋巴结的(　　)

A．淋巴小结

B．副皮质区

C．髓质

D．淋巴窦

E．以上都不是

23．关于淋巴流经淋巴结错误的是(　　)

A．由输入淋巴管注入

B．不经淋巴窦

C．经输出淋巴管

D．可清除细菌

E．以上都不是

24．脾内以T淋巴细胞为主的结构是(　　)

A．淋巴小结

B．动脉周围淋巴鞘

C．红髓

D．髓索

E．小梁

25．有关脾的功能，错误的是(　　)

A．过滤血液

B．储血

C．参与免疫

D．功能亢进时红细胞增多

E．造血

26．构成免疫系统的核心成分是(　　)

A．网状组织

B．淋巴器官

C．肥大细胞

D．淋巴细胞

E．吞噬细胞

27．属于中枢淋巴器官的是(　　)

A．骨髓

B．脾

C．淋巴结

D．扁桃体

E．以上都不是

28．关于B细胞的描述，错误的是(　　)

A．在骨髓内发育成熟

B．受抗原刺激后增殖分化为浆细胞

C．产生抗体

D．主要分布在淋巴小结

E．不参与淋巴细胞再循环

29．关于T淋巴细胞的描述，错误的是(　　)

A．在胸腺内发育

B．可区分出三大不同功能的亚群

C．参与细胞免疫

D．能产生抗体

E．主要分布在淋巴结皮质的副皮质区

三、是非题

30．脾的白髓是淋巴结内围绕中央动脉及其分支分布的淋巴组织，可分为动脉周围淋巴鞘和淋巴小结两种结构。

31．红髓位于白髓周围，因含有许多红细胞，故呈红色。

32．脾索是由网状组织及网眼内充满的淋巴细胞和巨噬细胞以及其他血细胞所组成的索条状结构。

33．淋巴结内淋巴和血液流经的管道叫淋巴窦。

34．淋巴结副皮质区是B淋巴细胞分裂分化，产生新的B淋巴细胞的部位，该中心染色浅，称为生发中心。

35．淋巴小结又称淋巴滤泡，是淋巴组织的一种类型，呈圆形或卵圆形，主要由大量B细胞和少量的T细胞等组成。

36．淋巴结皮质中没有动脉周围淋巴鞘结构。

37．生发中心位于淋巴结的髓质。

38．属于脾组织白髓内的结构是边缘区和淋巴小结。

39．淋巴结内T淋巴细胞主要存在于淋巴小结中央部。

四、名词解释

40．动脉周围淋巴鞘

41．边缘区

42．淋巴细胞再循环

43．脾血窦

44．单核吞噬细胞系统

五、简答题

45．血－胸腺屏障的电镜下结构如何？

46．淋巴结副皮质区主要由什么细胞组成，功能如何？

47．试述淋巴结的功能。

48．试述脾索的组成及功能。

参考答案

一、填空题

1．T细胞　B细胞　NK细胞

2．网状细胞　网状纤维　淋巴　浆　巨噬

3．早　激素　微环境　抗原刺激

4．上皮网状　淋巴　胸腺

5．皮质　血管周隙　上皮网状细胞的基膜　上皮网状细胞的突起　内皮细胞

6．髓质　上皮网状　巨噬　嗜酸粒

7．弥散淋巴　T淋巴　交错突　巨噬

8．网状细胞　网状纤维　巨噬

9．副皮质区　立方形　血液　淋巴组织

10．动脉周围淋巴鞘　淋巴小结　脾索　脾血窦

11．笔毛动脉　脾血窦

12．免疫应答　滤血　造血　贮血

13．分支的隐窝　淋巴小结　弥散淋巴组织

14．单核细胞　库普弗细胞　尘细胞　小胶质细胞　郎格汉斯细胞　破骨细胞

二、选择题

15．E　16．A　17．D　18．C　19．B
20．C　21．A　22．A　23．B　24．B
25．D　26．D　27．A　28．E　29．D

三、是非题

正确：31　32　35　36　38

错误：30　33　34　37　39

四、名词解释

40．是脾组织白髓内包围在中央动脉周围的弥散淋巴组织，随中央动脉分支而分支，其中主要是T淋巴细胞，相当于淋巴结的副皮质区。

41．是白髓和红髓相移行的部分，此区的淋巴细胞主要是B淋巴细胞，并有各种血细胞，是淋巴细胞进入淋巴组织的重要通道。

42．淋巴组织、淋巴器官或其他组织内的淋巴细胞，经淋巴管进入血循环后，又通过毛细血管后微静脉再回到淋巴组织或淋巴器官内，这样从一处迁移到另一处，周而复始地不断循环，称为淋巴细胞再循环。

43．简称脾窦，为互相连通的、不规则的窦腔，窦壁由长杆状内皮细胞和不完整的基膜构成。窦腔内充满血液。

44．包括结缔组织内的巨噬细胞，血液中的单核细胞，淋巴结和脾内的巨噬细胞，肝中肝巨噬细胞，肺的肺泡吞噬细胞，浆膜腔内的巨噬细胞，以及神经系统内的小胶质细胞等。它们都来源于血液内的单核细胞，其功能为吞噬细菌和异物，参与和调节免疫应答，并具有活跃的分泌功能。

五、简答题

45．内皮与上皮性网状细胞之间除有基膜外，有时还有较宽的间隙，称为血管外间隙，含有巨噬细胞、周细胞及组织液等，从而构成了血液与胸腺间质间的屏障结构，使血液中的大分子及颗粒性物质不能进入皮质，从而使皮质中的淋巴细胞在免受抗原刺激的微环境中能够增生与分化。

46．它主要由T淋巴细胞组成。经抗原刺激后T淋巴细胞转化并分裂和分化，形成大量T效应细胞和一些T记忆细胞。T效应细胞通过淋巴和血循环到达抗原所在部位，与抗原作用，清除或排斥抗原。T记忆细胞在再次受抗原刺激时分化、形成大量效应细胞，行使细胞免疫功能。

47．滤过作用：淋巴流经淋巴窦时如其中有异物、病菌等，淋巴窦内的巨噬细胞即进行吞噬清除，对机体有重要的防御和保护作用。进行免疫应答：淋巴结和髓索内B淋巴细胞在抗原的刺激下分化增生而形成浆细胞；在胸腺依赖区则产生致敏的T淋巴细胞，分别参与体液免疫和细胞免疫。

48．脾索是由网状组织及网眼内充满的淋巴细胞和巨噬细胞以及其他血细胞所组成的索条状结构。内有中央动脉的分支称为笔毛动脉，其终末多数开口于脾索。血液中衰老的红细胞、血小板以及异物等可被巨噬细胞吞噬清除。所以脾索是滤过血液和产生抗体的重要部分。

第九章 消化系统

第一节 消化管

习题

一、填空题

1. 消化管壁由内向外依次可分为______、______、______和______四层结构。

2. 舌乳头是舌______向表面形成的乳头状突起，主要有______、______和______三种。

3. 舌苔是指______，正常情况下为______苔，其变化主要为______乳头的改变。

4. 味蕾主要分布于______乳头和______乳头的______内，由长梭形的______和______及深部的______构成。味蕾是______感受器，能感受______等。

5. 牙分为______、______和______三个部分，由______、______、______和______构成。

6. 分布于食管粘膜的上皮为______。食管的肌层上 1/3 为______，中 1/3 为______，下 1/3 为______。

7. 肠绒毛的表面为______上皮，其中轴内除含有______外还有______、______、______成分。

8. 小肠腔面有许多由粘膜和粘膜下层向肠腔隆起的______，它与______和______一起成为扩大小肠粘膜表面积的结构。

9. 胃底腺是由______、______、______和______构成。盐酸是在______细胞的______内合成的。

10. 胃粘膜被覆______上皮，细胞的顶部充满______，分泌______。

11. 胃底腺位于胃壁______层，为______状腺，腺开口于______。

12. 小肠腔面为______上皮，主要由______、______和少量______组成。

13. 胃贲门及幽门固有层内分别含有______腺和______腺，这两种腺均属______性腺体。

14. 小肠上皮吸收的脂肪主要经______输送，氨基酸及单糖类经______输送，绒毛内的______收缩，使绒毛伸缩，有利于血液和淋巴液的运行。

15. 小肠腺除______细胞、______细胞、______细胞外，还有______细胞和______细胞。

二、选择题

16. 人体内最坚硬的结构是(　　)
   A. 牙骨质
   B. 牙本质
   C. 釉质
   D. 密质骨
   E. 骨基质

17. 牙本质的构成主要是(　　)
   A. 牙本质小管和间质
   B. 成牙本质细胞和基质
   C. 胶原原纤维和钙化的基质
   D. 釉柱和极少量的间质
   E. 骨细胞和骨质

18. 有关味蕾下列哪项是错误的(　　)

A. 是位于复层扁平上皮内淡染的椭圆小体
B. 由明细胞、暗细胞和基细胞组成
C. 能感受味觉
D. 明细胞是感受味觉刺激的神经元
E. 明细胞和暗细胞都是味觉细胞

19. 食管腺腺泡位于(　　)
A. 粘膜
B. 粘膜下层
C. 肌层
D. 外膜
E. 食管上下端的固有层

20. 消化管各段结构差异最大、功能最重要的部分是(　　)
A. 外膜
B. 肌层
C. 粘膜下层
D. 粘膜
E. 以上都是

21. 胃底腺(　　)
A. 位于胃底和胃体部的固有层内
B. 为复管状腺或分支管状腺
C. 每个腺可分为体及底部
D. 颈部主细胞较多，有颈粘液细胞
E. 底部壁细胞较多

22. 胃底腺中，胞质呈强嗜酸性的细胞是(　　)
A. 壁细胞
B. 主细胞
C. 内分泌细胞
D. 颈粘液细胞
E. 以上都不是

23. 内因子是由(　　)
A. 内分泌细胞分泌
B. 颈粘液细胞分泌
C. 主细胞分泌
D. 壁细胞分泌
E. 上皮细胞分泌

24. 合成盐酸的部位是在壁细胞的(　　)
A. 粗面内质网
B. 滑面内质网
C. 细胞内分泌小管
D. 线粒体
E. 微管泡系统

25. 下列哪个不是胃底腺的细胞(　　)
A. 主细胞
B. 壁细胞
C. 颈粘液细胞
D. 未分化细胞
E. 内分泌细胞

26. 描述壁细胞哪项是错误的(　　)
A. 胞质内有许多管泡状滑面内质网
B. 胞质内有丰富的线粒体
C. 胞质呈嗜碱性
D. 胞质内有细胞内分泌小管
E. 胞质内有丰富的碳酸酐酶

27. 消化管的皱襞由(　　)
A. 上皮和固有层向肠腔内突起形成
B. 固有层和粘膜肌层向肠腔内突起形成
C. 粘膜和粘膜下层向肠腔内突起形成
D. 粘膜和肌层向肠腔内突起形成
E. 粘膜和浆膜向肠腔内突起形成

28. 肠绒毛是(　　)
A. 吸收细胞的膜和质向肠腔形成的突起
B. 上皮和固有层向肠腔形成的突起
C. 粘膜和粘膜下层向肠腔形成的突起
D. 粘膜和肌层向肠腔形成的突起
E. 粘膜和浆膜向肠腔内形成的突起

29. 小肠消化吸收的重要部位是(　　)
A. 微绒毛表面的细胞衣
B. 绒毛表面的粘液层

C．吸收细胞的粗面内质网
D．吸收细胞的滑面内质网
E．杯状细胞游离面

30．中央乳糜管位于(　)
A．肠绒毛的边缘
B．肠绒毛的中央
C．肠绒毛之间
D．小肠腺之间
E．小肠腺的中央

31．关于潘氏细胞的描述下列哪项错误(　　)
A．位于肠腺的顶部，常三五成群
B．是小肠腺的特征性细胞
C．顶部胞质充满嗜酸性颗粒
D．分泌溶菌酶、防御素
E．溶菌酶有杀菌作用

32．杯状细胞最多的肠段是(　　)
A．十二指肠
B．空肠
C．回肠
D．结肠
E．阑尾

33．下列哪项不是大肠的结构特征(　　)
A．粘膜表面光滑，有环行皱襞
B．大肠腺内无潘氏细胞
C．上皮内杯状细胞很多
D．上皮和固有层向肠腔突起形成绒毛
E．固有层内可见孤立淋巴小结

34．存在于消化管固有层内的腺体有(　　)
A．食管腺、十二指肠腺
B．贲门腺、十二指肠腺
C．食管腺、胃底腺、肠腺
D．食管腺、幽门腺、胃底腺
E．贲门腺、幽门腺、胃底腺、肠腺

35．杯状细胞位于(　)
A．食管、大肠的粘膜上皮
B．食管、小肠的粘膜上皮
C．胃、小肠的粘膜上皮
D．小肠和结肠的粘膜上皮
E．胃、空肠的粘膜上皮

36．胃底腺主细胞分泌(　　)
A．胃蛋白酶原
B．溶菌酶
C．内因子
D．淀粉酶
E．防御素

37．细胞内分泌小管形成于(　　)
A．壁细胞基底面的膜向胞质内凹陷而成
B．壁细胞游离面的膜向胞质内凹陷而成
C．主细胞游离面的膜向胞质内凹陷而成
D．主细胞基底面的膜向胞质内凹陷而成
E．以上都是

38．中央乳糜管(　　)
A．是毛细淋巴管，输送乳糜微粒
B．是毛细血管，与氨基酸吸收有关
C．是毛细血管，与脂肪吸收有关
D．是毛细淋巴管，与单糖吸收有关
E．是小淋巴管，与脂肪吸收有关

39．有关胃底腺主细胞的描述哪项错误(　　)
A．多位于胃底腺的体部和底部
B．胞质嗜碱性
C．细胞呈柱状
D．顶部胞质有许多粘原颗粒
E．能分泌胃蛋白酶原

40．小肠腺的特征性细胞是(　　)
A．吸收细胞
B．杯状细胞
C．潘氏细胞

D. 内分泌细胞

E. 干细胞

41. 胃底腺主细胞顶部充满(　　)

A. 粘原颗粒

B. 嗜银颗粒

C. 中性颗粒

D. 酶原颗粒

E. 以上都不是

三、是非题

42. 消化管壁粘膜的上皮除口腔与肛门外，其余的胃肠部位均为单层柱状上皮。

43. 舌背部粘膜向表面形成许多乳头状突起，称舌乳头。

44. 舌苔的变化，主要为菌状乳头的改变。

45. 牙龈为浆膜，由复层扁平上皮及固有层组成，包绕着牙颈。

46. 食管的粘膜肌层为内环行、外纵行的平滑肌束。

47. 胃粘膜表面遍布不规则的小孔称胃小凹，其底部与胃腺通连。

48. 壁细胞具有典型的蛋白质分泌细胞的结构特点。

49. 小肠粘膜表面有许多细小的肠绒毛，由上皮和固有层向肠腔突起而成。

50. 电镜下小肠吸收细胞游离面有大量密集而规则排列的微绒毛构成光镜下的纹状缘。

51. 潘氏细胞是肠腺的特征性细胞。

52. 肠绒毛的中央有 1～2 条纵行较粗的毛细淋巴管，称中央淋巴管。

53. 结肠的环行肌呈节段性增厚而形成结肠袋，纵行肌也呈局部增厚而形成三条纵行带状的结肠带。

54. 固有层内有极其丰富的淋巴组织是阑尾组织结构的显著特点。

55. 肛管粘膜上皮在齿状线处由单层柱状上皮骤然变为单层扁平上皮。

56. 消化管壁内富含淋巴组织，对细菌等有害抗原物质具有重要的防御作用。

四、名词解释

57. 舌苔

58. 味蕾

59. 牙本质

60. 胃粘膜上皮

61. 主细胞

62. 壁细胞

63. 吸收细胞

64. 潘氏细胞

65. 微皱褶细胞

66. 小肠腺

五、简答题

67. 消化管壁一般结构有哪些？

68. 简述胃底腺的分布位置、形态结构和功能。

69. 简述肠绒毛的形态结构和功能。

70. 胃粘膜有哪些结构及功能？

参考答案

一、填空题

1. 粘膜　粘膜下层　肌层　外膜

2. 背粘膜　丝状乳头　菌状乳头　轮廓乳头

3. 舌面上的苔垢　薄白　丝状

4. 轮廓　丝状　上皮　暗细胞　明细胞　基细胞　味觉　酸、甜、苦、咸等

5. 牙冠　牙根　牙颈　牙本质　釉质　牙骨质　牙髓

6. 未角化的复层扁平上皮　骨骼肌　骨骼肌和平滑肌混合　平滑肌

7. 单层柱状　结缔组织　中央乳糜管　有孔毛细血管　平滑肌纤维

8. 环行皱襞　小肠绒毛　微绒毛

9. 壁细胞　主细胞　颈粘液细胞　内分泌细胞　壁　细胞内分泌小管

10. 单层柱状　粘原颗粒　粘液

11. 粘膜固有　分支管　胃小凹

12. 单层柱状　吸收细胞　杯状细胞　内分泌细胞

13. 贲门　幽门　粘液

14. 中央乳糜管　有孔毛细血管　平滑肌纤维

15. 吸收　杯状　干　潘氏　内分泌

二、选择题

16.C　17.A　18.D　19.B　20.D
21.A　22.A　23.D　24.C　25.D
26.C　27.C　28.B　29.A　30.B
31.A　32.D　33.D　34.E　35.D
36.A　37.B　38.A　39.D　40.C
41.D

三、是非题

正确：43　47　49　50　53　54　56

错误：42　44　45　46　48　51　52　55

四、名词解释

57. 舌苔是指舌面上的苔垢，正常为薄白苔，且干湿适中。现代医学认为，舌苔主要由丝状乳头表面的鳞状角化上皮、脱落的上皮、食物残渣、唾液、细菌及渗出的白细胞等成分混合而成。舌苔的变化，主要为丝状乳头的变化。

58. 味蕾是指主要分布于菌状乳头、轮廓乳头及软腭、会厌、咽部粘膜上皮内的卵圆形小体，其顶部有味孔。味蕾由长梭形的明细胞和暗细胞（即味觉细胞）及基细胞三种细胞构成。味觉细胞游离面都有微绒毛伸入味孔，基底面与神经末梢形成突触。基细胞属于味细胞。味蕾是味觉感受器，感受酸、甜、苦、咸等。

59. 牙本质包绕牙髓腔构成牙的主体，主要由牙本质小管和间质构成。牙本质小管从牙髓腔面向周围放射行走，逐渐变细且有分支吻合。牙本质小管之间为间质，由胶原原纤维与钙化的基质构成，无机成分占80%，较坚硬。牙本质的内表面有一层排列整齐的成牙本质细胞产生有机成分。牙本质对冷、酸和机械刺激极其敏感。

60. 胃粘膜上皮为单层柱状上皮，除少量内分泌细胞外主要由表面粘液细胞组成。表面粘液细胞核椭圆形，位于细胞基部，顶部胞质充满粘原颗粒。在HE染色切片上，顶端粘原颗粒不易保存而使其染色淡呈透明。此细胞分泌粘液，覆盖在上皮表面，有重要的保护作用。表面粘液细胞更新快，约3天更新一次。

61. 主细胞又称胃酶细胞，主要分布于胃底腺的体和底部。细胞呈柱状，核圆，位于基底，基底胞质呈嗜碱性，顶部充满酶原颗粒，但在普通固定染色的标本上，颗粒多溶解消失而呈泡沫状。电镜下核周有大量粗面内质网与发达的高尔基复合体，顶部有许多圆形酶原颗粒。主细胞分泌胃蛋白酶原。

62. 壁细胞又称泌酸细胞，多位于腺的颈和体部。细胞较大，多呈圆锥形。核圆而深染居中，可有双核。胞质呈强嗜酸性。电镜下细胞质内有迂曲分支的细胞内分泌小管，与游离面质膜相连，并都有微绒毛。小管周围有许多管泡状滑面内质网称微管泡系统。此种特异性结构在细胞不同的分泌时相有显著的差异。在非分泌时相，分泌小管多不与胃底腺腔相通，微绒毛短而稀疏，微管泡系统却极发达。在分泌时相，分泌小管开放，微绒毛增多变长，充填在分泌小管腔内，使细胞游离面扩大约5倍，而微管泡系统的管泡数量则剧减。这表明微管泡系统实为分泌小管的膜之储备形式。胞质内还有大量的线粒体，其他细胞器则较少。壁细胞分泌盐酸，能激活胃蛋白酶原，使之成为胃蛋白酶，初步分解蛋白质。盐酸还有杀菌作用。人的壁细胞还分泌内因子，参与维生素B_{12}的吸收，供红细胞生成所需。

63. 吸收细胞呈高柱状，核椭圆，居基部。电镜下细胞游离面有密集排列的微绒毛构成光镜下可见的纹状缘，使细胞游离面扩大约30倍。微绒毛表面有一层细胞衣，是消化吸收的重要部位。吸收细胞的胞质内有丰富的滑面内质网，内含多种酶类，可将细胞吸收的甘油一酯与脂肪酸合成甘油三酯，后者与胆固醇、磷脂及载脂蛋白结合后，于高尔基复合体形成乳糜微粒，在细胞侧面释放，这是对脂肪吸收和转运的方式。相邻吸收细胞的顶部有完善的紧密连接，可阻止肠腔内物质由细胞间隙进入组织，保证了选择性吸收的正常进行。吸收细胞除消化吸收作用外，也参与分泌型免疫球蛋白A的释放过程。

64. 潘氏细胞位于小肠腺的基部，是特征性细胞，常三五成群。细胞较大呈锥形，顶部胞质内充满了粗大的嗜酸性分泌颗粒，其超微结构具有蛋白质分泌细胞的结构特点。分泌防御素、溶菌酶等，对肠道微生物起杀灭作用。

65. 微皱褶细胞分布于肠集合淋巴小结处的粘膜上皮内。该细胞光镜下难以分辨，电镜下细胞游离面有一些微皱褶与短小的微绒毛，胞质内有丰富的囊泡，细胞基底面的质膜内陷形成一较大的穹隆状凹陷，可包含有多个淋巴细胞。该细胞能摄取肠腔内的抗原物质并传递给其包含的淋巴细胞，后者最终产生免疫球蛋白A。

66. 小肠腺位于小肠粘膜的固有膜内，除吸收细胞、杯状细胞、内分泌细胞外，还有潘氏细胞和干细胞。固有层内有丰富的淋巴细胞、浆细胞、巨噬细胞、嗜酸粒细胞和肥大细胞。吸收细胞和杯状细胞的形态结构与粘膜上皮中的相似。潘氏细胞是特征性细胞（详见64题）。干细胞位于小肠腺的下半部，细胞较小呈柱状。该细胞能不断增殖、分化，并向上迁移，补充肠绒毛顶端脱落的吸收细胞和杯状细胞，也可分化为潘氏细胞和内分泌细胞。

五、简答题

67. 消化管壁除口腔、咽外，自内向外均分为四层，依次为：

（1）粘膜：由上皮、固有层和粘膜肌层组成。上皮在口腔、食管与肛门为复层扁平上皮，具有保护功能；其余的胃肠部位均为单层柱状上皮，以分泌、消化和吸收功能为主。固有层为疏松结缔组织，内含较多的细胞和丰富的血管、淋巴管及淋巴组织，在胃、肠等处还富有小消化腺，并具相应的功能。粘膜肌层为薄层平滑肌，多为内环行、外纵行两层。其收缩可使粘膜活动，有利于物质的吸收、血液的运行和腺体的分泌。

（2）粘膜下层：为疏松结缔组织，含有较大的血管、淋巴管和粘膜下神经丛（调节粘膜肌层的运动和腺体分泌）。在食管及十二指肠的粘膜下层内还分别有食管腺和十二指肠腺。食管、胃、肠等处粘膜和粘膜下层突向管腔形成皱襞。

（3）肌层：除口腔、咽、食管上段和肛门处为骨骼肌外，其余均为平滑肌，一般分内环外纵两层。肌层间有少量结缔组织，并可见肌间神经丛，结构与粘膜下神经丛相似，调节肌层的运动，有利于食物与消化液进行充分的混和和向前推进。

（4）外膜：分布于咽、食管和直肠，为仅由薄层结缔组织构成的纤维膜。而胃、小肠大部和大肠部位的外膜为薄层结缔组织和其外的间皮共同组成的浆膜。浆膜表面光滑，有利于器官活动。

68. 胃底腺是位于胃底和胃体固有膜内数量最多、功能最重要的胃腺，呈分支管状，分为颈、体、底部。颈部细而短，与胃小凹衔接，体部较长，底部稍膨大。主要由主细胞、壁细胞、颈粘液细胞及内分泌细胞等组成。

主细胞：见 61 题。

壁细胞：见 62 题。

颈粘液细胞：数量少，位于腺颈部，细胞多呈楔形，夹于其他细胞间。核多呈扁平形，居细胞基底，核上方有很多粘原颗粒，染色淡而不易与主细胞相区分。能分泌含酸性粘多糖的可溶性粘液。

内分泌细胞：略。

功能：壁细胞分泌盐酸和内因子。盐酸有杀菌和激活胃蛋白酶原的作用。内因子促进维生素 B_{12} 的吸收。主细胞分泌胃蛋白酶原，在盐酸作用下形成胃蛋白酶，对蛋白质进行初步消化。颈粘液细胞分泌粘液，参与粘液层形成，对胃粘膜起保护作用。内分泌细胞分泌胃肠激素，调节胃粘膜的功能活动。

69. 肠绒毛是小肠特有结构，是小肠粘膜的上皮和固有层向肠腔的突起。肠绒毛表面被覆单层柱状上皮，由吸收细胞和杯状细胞及少量内分泌细胞组成。吸收细胞最多(见 63 题)。杯状细胞少，散在分布于吸收细胞之间，呈高脚酒杯状，顶部膨大，常因其内的粘原颗粒溶解而呈空泡状，细胞呈扁圆形或三角形，位于基底部，染色深。杯状细胞分泌粘液起润滑和保护作用。从十二指肠至回肠末段，杯状细胞逐渐增多。（内分泌细胞略。）肠绒毛中轴为细密结缔组织，中央有 1 ~ 2 条中央乳糜管，起始为盲端，腔大，内皮间隙宽，外无基膜，通透性大，运送吸收细胞吸收释放的乳糜微粒。中央乳糜管的周围有丰富的有孔毛细血管，运送吸收细胞吸收的氨基酸、单糖等水溶性物质。在中轴结缔组织内还有少量散在的平滑肌纤维，其收缩使肠绒毛产生运动和变短，有利于淋巴和血液的运行。肠绒毛有扩大小肠表面积的作用，有利于物质的消化、吸收与运送。

70. 胃粘膜由上皮、固有层和粘膜肌层构成。粘膜表面有许多浅沟，将粘膜分成许多胃小区，粘膜表面还遍布不规则的小孔即胃小凹，每个胃小凹底部与胃底腺通连。①上皮：见 60 题。②固有层：含有紧密排列的大量胃腺。胃腺根据其所在部位与结构的不同，分为胃底腺、贲门腺和幽门腺。胃腺之间及胃小凹之间有少量结缔组织，纤维成分以网状纤维为主，除成纤维细胞外，还有较多的淋巴细胞及一些浆细胞、肥大细胞与嗜酸粒细胞等。此外，尚有丰富的毛细血管以及由粘膜肌伸入的散在的平滑肌纤维。

胃底腺：见 68 题。

第二节　消化腺

习题

一、填空题

1. 肝窦周隙是位于______和______间的狭小间隙，窦周隙内充满了______，并有一种形态不规则的______细胞。

2. 贮脂细胞的特征是胞质内含有许多______，该细胞能贮存______。病理条件下，贮脂细胞可产生______。

3. 肝细胞具有的三种不同的面分别是______、______和______。

4. 电镜下肝细胞在胆小管面形成许多______，靠近胆小管的相邻肝细胞膜之间有______、______等构成连接复合体。

5. 肝门管区是位于______之间呈三角

形或椭圆形的结缔组织小区，该区内主要有______、______和______。

6. 肝小叶主要由中央的一条______和______、______、______、______构成。

7. 肝细胞的血窦面有发达的______，浸泡在______中，肝细胞可与血浆间进行充分而高效的______。

8. 胰腺外分泌部由______腺泡和______构成，腺泡腔面可见有______细胞，它是由______伸入腺泡腔内所致。

9. 胰腺内分泌部是由内分泌细胞组成的______构成，并呈岛屿状散布于______之间，故又称______，主要有______、______、______、______四种细胞。

10. 胰岛A细胞体积______，分布在胰岛的______部位，分泌______，使血糖______。胰岛B细胞主要位于胰岛的______，分泌______，使血糖______。

11. 唾液腺的腺泡分______、______和______三类。

12. 唾液腺的导管通常包括______、______、______和______。

二、选择题

13. 胰腺腺泡是(　　)

A. 浆液性腺泡，有泡心细胞

B. 粘液性腺泡，有泡心细胞

C. 浆液性腺泡，无泡心细胞

D. 粘液性腺泡，无泡心细胞

E. 混合性腺泡

14. 胰腺外分泌部腺泡中央的泡心细胞是(　　)

A. 腺泡细胞

B. 胰岛细胞

C. 内皮细胞

D. 闰管上皮细胞

E. 小叶内导管上皮细胞

15. 下列哪项不是胰腺外分泌部的特征(　　)

A. 为具有浆液性腺结构特征的复管泡状腺

B. 腺泡腔内可见有泡心细胞

C. 闰管较长，分支多

D. 闰管逐渐汇合形成分泌管

E. 以上都是

16. 关于肝小叶哪项正确(　　)

A. 双层肝细胞排列形成肝板

B. 肝板呈环状排列于中央静脉周围

C. 肝板断面呈索条状称肝索

D. 相邻肝板之间为窦周隙

E. 肝板与内皮之间的间隙称胆小管

17. 窦周隙位于(　　)

A. 肝板之间

B. 肝巨嗜细胞与内皮之间

C. 肝血窦壁与肝板之间

D. 相邻肝细胞之间

E. 贮脂细胞与内皮之间

18. 下列哪项不属于门管区的结构(　　)

A. 小叶间动脉

B. 小叶间静脉

C. 小叶间胆管

D. 小叶下静脉

E. 小叶间结缔组织

19. 肝细胞内具有解毒功能的是(　　)

A. 溶酶体

B. 高尔基复合体

C. 滑面内质网

D. 粗面内质网

E. 线粒体

20. 下列哪项描述不属于贮脂细胞(　　)

A. 是窦周隙内的一种不规则细胞

B. 细胞有突起

C. 胞质内含有许多大的脂滴

D. 能贮存维生素A

E．能产生弹性纤维

21．胆小管的管壁是( )

A．单层扁平上皮

B．单层立方上皮

C．单层柱状上皮

D．相邻肝细胞膜凹陷围成

E．肝血窦内皮围成

22．窦周隙内有( )

A．肝细胞

B．内皮细胞

C．贮脂细胞

D．血细胞

E．巨噬细胞

23．下列哪种激素不属于胰岛细胞的分泌物( )

A．胰高糖素

B．生长抑素

C．胰岛素

D．胰蛋白酶

E．胰多肽

24．唾液腺的导管起始于( )

A．闰管

B．分泌管

C．小叶内导管

D．小叶间导管

E．总导管

25．肝的基本结构单位是( )

A．肝细胞

B．肝板

C．肝小叶

D．肝血窦

E．胆小管

26．哪个细胞分泌相应激素不足会产生糖尿病( )

A．胰岛A细胞

B．胰岛B细胞

C．胰岛D细胞

D．胰岛PP细胞

E．以上都不是

27．肝细胞不具有( )

A．双核

B．糖原和脂滴

C．细胞内分泌小管

D．丰富的滑面内质网

E．丰富的粗面内质网

28．下列哪种腺体纹状管较长( )

A．腮腺

B．下颌下腺

C．舌下腺

D．胰腺

E．味腺

29．肝细胞有三个不同的功能面即( )

A．蛋白质分泌面、胆汁分泌面和解毒面

B．血窦面、胆小管面和贮脂细胞面

C．蛋白质面、糖原面和脂滴面

D．血窦面、胆小管面和肝细胞邻接面

E．小叶间胆管面、小叶间静脉面和小叶间动脉面

30．下列哪项不是肝小叶的结构( )

A．中央动脉

B．肝血窦

C．窦周隙

D．胆小管

E．肝板

31．构成胰岛的细胞是( )

A．A细胞

B．B细胞

C．D细胞

D．PP细胞

E．以上都是

三、是非题

32．纹状管细胞的基部见有纵纹，电镜

下为丰富的质膜内褶和纵行排列的线粒体。

33. 三对大唾液腺的特点是均为混合性腺。

34. 胰腺腺泡细胞具有典型的浆液性腺细胞的形态结构特点。

35. 泡心细胞是由分泌管起始段的上皮细胞伸入腺泡腔内所致。

36. 胰腺内分泌细胞团呈岛屿状散布于胰腺腺泡之间，故称之为胰岛。

37. 胰岛 B 细胞约占胰岛细胞总数的 70%，主要位于胰岛的周边，分泌胰岛素。

38. 迷路状肝板之间的不规则腔隙即为肝血窦，其腔内可见贮脂细胞。

39. 靠近胆小管的相邻肝细胞膜之间有紧密连接、桥粒等构成连接复合体。

40. 门管区中有三种伴行的管道，即小叶间动脉、小叶间静脉和小叶间胆管。

41. 胆囊壁也由粘膜、粘膜下层、肌层和外膜四层结构组成。

42. 电镜下，肝细胞胞质内各种细胞器都很丰富，为体内细胞之最。肝的生物化学功能都是由肝细胞来执行的。

43. 肝细胞呈多面体，HE 染色时胞质呈嗜酸性，含有弥散分布的嗜碱性团块，多倍体细胞数量多是肝的特点之一。

四、名词解释

44. 泡心细胞
45. 肝巨噬细胞
46. 窦周隙
47. 贮脂细胞
48. 胆小管
49. 门管区
50. 肝血窦
51. 胰岛

五、简答题

52. 试述大唾液腺的一般结构。

53. 试述胰腺外分泌部的结构与功能。

54. 试述肝小叶的结构及功能。

参考答案

一、填空题

1. 肝血窦壁　肝板　血浆　贮脂
2. 大的脂滴　维生素 A　纤维
3. 血窦面　胆小管面　肝细胞邻接面
4. 微绒毛　紧密连接　桥粒
5. 相邻肝小叶　小叶间动脉　小叶间静脉　小叶间胆管
6. 中央静脉　肝板（肝索）　肝血窦　胆小管　窦周隙
7. 微绒毛　血浆　物质交换
8. 浆液性　导管　泡心　闰管上皮细胞
9. 球形细胞团　胰腺腺泡　胰岛　A　B　D　PP
10. 较大　周边　高血糖素　升高　中央　胰岛素　降低
11. 粘液性　浆液性　混合性
12. 闰管　分泌管　小叶间导管　总导管

二、选择题

13. A　14. D　15. D　16. C　17. C
18. D　19. C　20. E　21. D　22. C
23. D　24. A　25. A　26. B　27. C
28. B　29. D　30. A　31. E

三、是非题

正确：32　34　36　39　40　42　43
错误：33　35　37　38　41

四、名词解释

44. 胰腺腺泡腔面可见数个较小的扁平或立方形细胞，称泡心细胞。其胞质染色淡，核卵圆或圆形，为闰管起始段上皮细胞伸入腺泡腔内所致。

45. 肝巨噬细胞位于肝血窦内，又称库普弗细胞。其形态不规则，表面有大量皱褶，胞质内有发达的溶酶体、吞噬体和吞饮泡。来源于血液的单核细胞，对肝脏起重要的免疫、防御和保护功能。

46. 窦周隙是位于肝血窦壁与肝板之间的狭小间隙，充满了血浆。肝细胞血窦面的大量微绒毛浸泡在血浆中进行充分而高效的物质交换。窦周隙内有一种形态不规则的贮脂细胞，能贮存维生素 A 和产生窦周隙内网状纤维。

47. 贮脂细胞是位于窦周隙内的一种形态不规则细胞，细胞有突起附于内皮细胞的基底面和肝细胞的表面，或伸入肝细胞之间。其主要特征是胞质内含有许多大的脂滴。HE 染色细胞不易鉴别，用氯化金或硝酸银浸染法，或免疫组织化学法，可清楚显示。贮脂细胞具有贮存维生素 A 和产生细胞外基质即产生窦周隙内网状纤维的功能。在慢性肝炎、慢性酒精中毒等肝病时，贮脂细胞异常增殖，肝内纤维增多，可导致肝硬化。

48. 胆小管是相邻肝细胞面的质膜局部凹陷形成的微细管道，在肝板内连接成网。肝细胞在胆小管面形成许多微绒毛，突入胆小管腔。靠近胆小管的相邻肝细胞膜之间有紧密连接、桥粒等构成连接复合体，封闭胆小管周围的细胞间隙，以防止胆汁外溢入血。

49. 门管区是位于相邻肝小叶之间呈三角形或椭圆形的结缔组织小区，又称汇管区。其中有三种伴行的管道，即小叶间动脉、小叶间静脉和小叶间胆管。小叶间动脉是肝动脉的分支，管壁较厚，腔小而规则；小叶间静脉是门静脉的分支，管壁薄，腔大而不规则；小叶间胆管管壁由单层立方上皮构成，它们向肝门方向汇集，最后形成左右肝管出肝。

50. 肝血窦位于肝板之间，其腔大而不规则，窦壁由内皮围成，窦内有肝巨噬细胞。肝血窦具有很高的通透性，除血细胞和乳糜微粒外，血浆的各种成分均可自由出入。从胃肠吸收大量物质的门静脉血和含氧的肝动脉血，通过门管区的小叶间静脉和小叶间动脉注入肝血窦。由于肝血窦内血流缓慢，使肝细胞得以与其进行充分的物质交换，而后血液汇入中央静脉。肝血窦内还有较多 NK 细胞，称肝内大颗粒淋巴细胞，附着在内皮细胞或肝巨噬细胞上。该细胞在抵御病毒感染、防止肝内肿瘤及其他肿瘤的肝转移方面有重要作用。

51. 胰岛是呈岛屿状散布于胰腺腺泡之间的内分泌细胞团，HE 染色着色浅淡，极易鉴别。胰岛大小不一，小的仅由十多个细胞组成，大的可达数百个细胞。细胞呈团索状分布，细胞间有丰富的有孔毛细血管。人胰岛细胞主要有 A 细胞、B 细胞、D 细胞、PP 细胞四种，在 HE 染色切片中不易区分，用 Mallory 等特殊染色方法可显示 A、B、D 三种细胞，还可用免疫组织化学法来进行区分。

五、简答题

52. 大唾液腺为复管泡状腺，外有薄层结缔组织的被膜。腺实质由反复分支的导管及末端的腺泡组成。

(1) 腺泡：又称末房，呈泡状或管状。依据腺细胞的结构和分泌物性质的不同，腺泡分浆液性、粘液性和混合性三类。在腺细胞和部分导管细胞与基膜之间有肌上皮细胞，其收缩有助于腺泡分泌物的排出。

(2) 导管：为分支的上皮性管道。通常导管的起始段是闰管与腺泡直接相连，直径最细，管壁为单层扁平上皮或矮的单层立方上皮。与闰管相接的为纹状管或称分泌管，其管径较粗，由单层高柱状上皮构成，因其基部见有纵纹而得名，电镜下为丰富的质膜内褶和纵行排列的线粒体，扩大了细胞基底面的面积而利于细胞进行水和电解质的转运。纹状管汇合成为小叶间结缔组织内的小叶间导管，由起初的单层柱状上皮移行为之后的假复层柱状上皮构成。小叶间导管逐级汇合增粗，最后形成一条或几条总导管，开口于口腔。在近口腔开口处，总导管的上皮渐变为复层扁平上皮，与口腔粘膜上皮相连续。

53. 胰腺外分泌部为复管泡状腺，具有浆液性腺的结构特征。

(1) 腺泡：每个腺泡由 40~50 个腺泡细胞围成，外有基膜，但无肌上皮细胞。腺细胞具有典型的浆液腺细胞的形态结构特点，能分泌胰蛋白酶原、胰糜蛋白酶原、胰淀粉酶、胰脂肪酶、DNA 酶、RNA 酶等多种消化酶。胰腺的腺泡腔面可见数个较小的扁平或立方形细胞，称泡心细胞。泡心细胞的胞质染色淡，核卵圆或圆形，是由闰管起始段的上皮细胞伸入腺泡腔内所致。

(2) 导管：其闰管较细长，分支多，由单层扁平上皮或单层立方上皮构成，能分泌水和电解质。闰管远端逐渐汇合形成小叶内导管，后者再汇合形成小叶间导管。小叶间导管继之汇合成一条贯穿胰腺全长的主导管，并在胰头部与胆总管汇合，开口于十二指肠乳头。从小叶内导管到主导管，随着管腔逐渐增大，其上皮由单层立方逐渐变为单层柱状，主导管为单层高柱状上皮，并可见有杯状细胞。导管上皮细胞可分泌水和电解质。胰腺外分泌部分泌胰液，为碱性水样液体，内含多种消化酶和丰富的电解质。胰液是最重要的消化液。

54. 肝小叶是肝脏的基本结构单位，长约 2mm，宽约 1mm，成人肝有 50 万~100 万个肝小叶。人肝小叶常连成一片，分界不清。肝小叶中央有一条贯通其长轴的中央静脉，肝板呈放射状排列在其周围。肝板是由单层肝细胞排列形成的凹凸不平的板状结构，其断面呈索条状，称肝索，相邻肝板分支吻合形成迷路状。迷路状肝板之间的不规则腔隙即为肝血窦，经肝板上的孔相互间沟通连接成网状。相邻肝细胞邻接面的质膜局部凹陷，形成微细的胆小管。肝板、肝血窦和胆小管在肝小叶内形成各自独立而又密切相关的复杂网络。

(1) 肝细胞：呈多面体，每个肝细胞有三种不同的面，即血窦面、胆小管面和肝细胞邻接面。肝细胞的血窦面有发达的微绒毛，使该面的表面积扩大了 5~6 倍，占整个肝细胞表面积的 70%。相邻肝细胞之间的邻接面有紧密连接、桥粒和缝隙连接等结构。有的肝细胞之间还有贯通的细胞间通道。肝细胞核大而圆，染色浅，居中，双核较多，多倍体细胞数量多是肝的特点之一，这可能与肝细胞长期保持活跃的多种功能和可能潜在的强大再生能力有关。HE 染色胞质呈嗜酸性，含有弥散分布的嗜碱性团块，胞质中的糖原和脂滴大多消失而留下小空隙状。电镜下，胞质内各种细胞器都很丰富，为体内细胞之最。肝的生物化学功能都是由肝细胞来执行的。

粗面内质网：成群分布于核周围以及线粒体和肝血窦附近，形成胞质中嗜碱性的团块。肝细胞的粗面内质网能合成多种重要的血浆蛋白，经肝细胞的血窦面释放入血。

滑面内质网：为许多散在的小管和小泡，有多种酶系规律地分布其膜上，如氧化还原酶、水解酶、合成酶和转移酶等。这些酶对细胞摄取的有机物进行连续的合成、分解、结合、转化等反应，如胆汁的合成、脂类代谢、糖代谢、激素代谢以及吸收的药物、腐败产物等大量化合物的生物转化。

高尔基复合体：粗面内质网合成的蛋白质和脂蛋白中，一部分转移至高尔基复合体，经加工后再以分泌小泡由血窦面排出。近胆小管处的高尔基复合体特别发达，与胆汁的分泌有关。

线粒体：遍布胞质内，数量很多，为肝细胞的功能活动提供能量。

溶酶体：数量和种类均较多，大小不等，多见于胆小管高尔基复合体附近。溶酶体参与肝细胞的代谢和细胞器的更新过程，也参与胆红素的转运及铁的贮存。

微体：为大小不等的圆形小体，呈均质状，主要含过氧化氢酶和过氧化物酶，它们将细胞代谢中产生的过氧化氢还原为水，从而消除其对细胞的毒性作用。

此外，肝细胞中还有多种包含物，如糖原、脂滴和色素等。

(2) 肝血窦：见50题。

(3) 窦周隙：见46题。

(4) 胆小管：见48题。

总体来说，肝小叶具有合成、分泌、代谢、解毒、防御等功能。

第十章 呼吸系统

习题

一、填空题

1. 呼吸系统由______、______、______、______、______和______组成；导气部是______的通道，呼吸部是______的主要部位。

2. 鼻粘膜可分______、______和______三部；嗅上皮内含的主要细胞有______、______、______。

3. 喉腔声襞的固有层可分为三层：浅层是______，中层以______为主，深层以______为主，中层和深层共同构成______。

4. 气管粘膜上皮为______上皮，主要由______细胞、______细胞、______细胞、______细胞和______细胞组成。

5. 主支气管入肺门后分支依次为______、______、______、______、______、______、______和______，共约24级。

6. 肺导气部主要包括______、______、______、______和______。

7. 肺呼吸部主要包括______、______、______和______。

8. 气－血屏障主要由______、______、______、______构成。

9. 肺巨噬细胞由______演化而来，广泛分布于______，具有十分活跃的______，其中吞噬肺内尘埃颗粒后称______，在心力衰竭导致肺淤血时又称______，此外，还具有______和______的功能。

10. Ⅱ型肺泡细胞的板层小体所产生的表面活性物质具有______、______的重要作用。当呼气时肺泡缩小，表面活性物质______，______了表面张力，可防止______；吸气时肺泡扩大，表面活性物质______，肺泡______，可防止______。

11. Ⅰ型肺泡细胞的功能是______，______，受损伤后由______增殖分化补充。

二、选择题

12. 鼻腔呼吸部的粘膜是(　　)

　A. 单层扁平上皮

　B. 角化的复层扁平上皮

　C. 未角化的复层扁平上皮

　D. 假复层纤毛柱状上皮

　E. 单层柱状上皮

13. 嗅上皮的细胞组成是(　　)

　A. 嗅细胞、支持细胞和纤毛细胞

　B. 嗅细胞、基细胞和纤毛细胞

　C. 嗅细胞、基细胞和支持细胞

　D. 嗅细胞、基细胞和刷细胞

　E. 纤毛细胞、基细胞和刷细胞

14. 气管上皮的细胞组成是(　　)

　A. 纤毛细胞、杯状细胞、基细胞、刷细胞、克拉拉细胞

　B. 柱状细胞、杯状细胞、基细胞、刷细胞、潘氏细胞

　C. 纤毛细胞、杯状细胞、梭形细胞、刷细胞、基细胞

　D. 纤毛细胞、杯状细胞、基细胞、刷细胞、小颗粒细胞

　E. 纤毛细胞、杯状细胞、克拉拉细胞、潘氏细胞、基细胞

15. 肺小叶的结构是(　　)

A. 每一个肺段支气管及其所属的肺组织

B. 每一个小支气管所属的肺组织

C. 每一个细支气管连同各级分支和肺泡

D. 每一个终末细支气管所属的肺组织

E. 由 50 ~ 80 个终末细支气管组成

16. 肺呼吸部包括(　　)

A. 肺泡、肺泡管、肺泡囊、细支气管

B. 呼吸性细支气管、肺泡管、肺泡囊、肺泡

C. 肺泡、肺泡管、终末细支气管

D. 肺泡、肺泡管、细支气管

E. 肺泡、肺泡管、小支气管

17. 相邻肺泡开口处呈结节状膨大的是(　　)

A. 呼吸性细支气管

B. 终末细支气管

C. 肺泡管

D. 肺泡囊

E. 肺泡

18. 数个肺泡共同开口的腔隙称(　　)

A. 肺泡管

B. 肺泡腔

C. 肺泡孔

D. 肺泡囊

E. 肺泡隔

19. Ⅱ型肺泡细胞的描述何项为错(　　)

A. 细胞立方形，核圆

B. 游离面有短小的微绒毛

C. 胞质内有同心圆排列的环层小体

D. 胞质内有板层小体

E. 有增殖分化能力

20. 肺表面活性物质的性质和作用是(　　)

A. 含磷脂，提高肺泡表面张力

B. 含磷脂，降低肺泡表面张力

C. 是糖蛋白，提高肺泡表面张力

D. 是糖蛋白，降低肺泡表面张力

E. 是糖脂，保护肺泡上皮

21. 肺泡隔中与呼吸功能相关的结构是(　　)

A. 毛细血管，弹性纤维

B. 弹性纤维，巨噬细胞

C. 胶原纤维，网状纤维

D. 胶原纤维，毛细血管

E. 巨噬细胞，毛细血管

22. 气 - 血屏障的构成应除外(　　)

A. 肺泡表面液体层

B. Ⅰ型肺泡细胞与基膜

C. Ⅱ型肺泡细胞

D. 毛细血管基膜与内皮

E. 两基膜之间的薄层结缔组织

23. 关于肺巨噬细胞的描述何项为错(　　)

A. 由单核细胞演化而来

B. 广泛分布于肺间质内

C. 吞噬尘埃颗粒的称尘细胞

D. 肺淤血时称心力衰竭细胞

E. 可摄取 5 - 羟色胺、缓激肽

三、是非题

24. 从鼻腔到肺内的细支气管为导气部。

25. 嗅上皮是假复层柱状上皮，也是感觉上皮。

26. 鼻腔粘膜与鼻旁窦粘膜是不相连续的。

27. 嗅细胞是神经细胞，支持细胞相当于神经胶质细胞。

28. 喉的软骨主要为弹性软骨，喉肌是平滑肌。

29. 气管粘膜为假复层纤毛上皮，上皮

与固有层之间有基膜。

30. 气管的粘膜下层内主要是浆液性腺体。

31. 气管炎症时，杯状细胞和混合性腺泡增生，可使痰液增多、粘稠。

32. 气管软骨环为“C”字形，主支气管的软骨是环状形。

33. 细支气管管壁内的腺体、软骨组织很少或消失。

34. 随支气管道的不断分支变细变薄，平滑肌分布亦逐渐减少。

35. 肺泡管在切片上呈现一系列相邻肺泡开口间的结节状膨大。

36. Ⅱ型肺泡细胞可增殖分化成Ⅰ型肺泡细胞，故Ⅱ型肺泡细胞比Ⅰ型肺泡细胞数量多。

37. 肺有功能性和营养性两套血管，相互形成密集的毛细血管网缠绕在肺泡表面。

四、名词解释

38. 肺小叶
39. 克拉拉细胞
40. 肺泡
41. 板层小体
42. 肺泡孔
43. 气-血屏障
44. 心力衰竭细胞

五、简答题

45. 简述气管上皮的细胞结构和功能。

46. 简述肺导气部管壁结构的变化规律。

47. 简述肺泡上皮的组成及其功能。

48. 简述肺巨噬细胞、肺内分泌细胞的分布及功能。

参考答案

一、填空题

1. 鼻　咽　喉　气管　主支气管　肺　气体出入　气体交换

2. 前庭部　呼吸部　嗅部　嗅细胞　基细胞　支持细胞

3. 疏松结缔组织　弹性纤维　胶原纤维　声韧带

4. 假复层纤毛柱状　纤毛　杯状　刷　小颗粒　基

5. 叶支气管　段支气管　小支气管　细支气管　终末细支气管　呼吸性细支气管　肺泡管　肺泡囊　肺泡

6. 叶支气管　段支气管　小支气管　细支气管　终末细支气管

7. 呼吸性细支气管　肺泡管　肺泡囊　肺泡

8. 肺泡表面液体层　Ⅰ型肺泡细胞与基膜　薄层结缔组织　毛细血管基膜与内皮

9. 单核细胞　肺间质内　吞噬功能　尘细胞　心力衰竭细胞　免疫　产生多种生物活性物质

10. 降低肺泡表面张力　稳定肺泡大小　密度增加　降低　肺泡塌陷　密度减小　回缩力增大　肺泡过度膨胀

11. 参与构成气-血屏障　吞入粉尘和表面活性物质　Ⅱ型肺泡细胞

二、选择题

12.D　13.C　14.D　15.C　16.B
17.C　18.D　19.C　20.B　21.A
22.C　23.E

三、是非题

正确：25　27　29　31　33　35　37
错误：24　26　28　30　32　34　36

四、名词解释

38. 每一细支气管连同它的各级分支和肺泡，共同组成一个肺小叶。呈锥体形，尖朝向肺门，底向肺表面，是肺的基本结构单位。

39. 克拉拉细胞呈高柱状，顶部凸向管腔，胞核卵圆形，位于细胞中部，顶部胞质中含许多分泌颗粒，其分泌物中含有蛋白酶和粘液溶解酶，可分解管腔内的细胞碎片和降低粘液粘稠度，保持气道通畅。

40. 肺泡为半球形的小囊，直径约200μm，开口于肺泡囊、肺泡管或呼吸性细支气管，是肺进行气体交换的部位，是构成肺的主要结构。

41. Ⅱ型肺泡细胞的胞质内可见有球状的，内有同心圆或平行排列的板层结构，含磷脂、蛋白质和糖胺多糖等，称为板层小体。其分泌物可形成表面活性物质，有降低肺泡表面张力、稳定肺泡大小的作用。

42. 肺泡孔是相邻肺泡间气体流通的小孔，直径约 10 ~ 15μm，可均衡肺泡间气体的含量。

43. 气 - 血屏障又称呼吸膜，是肺泡内气体和血液内气体间进行交换所经过的结构，厚约0.2 ~ 0.5 μm。主要由肺泡表面液体层、Ⅰ型肺泡细胞与基膜、薄层结缔组织、毛细血管基膜与内皮构成。

44. 心力衰竭导致肺淤血时，红细胞经毛细血管进入肺泡隔内，被肺巨噬细胞吞噬后将血红蛋白分解成含铁血黄素颗粒，此时的肺巨噬细胞称为心力衰竭细胞。

五、简答题

45. 气管上皮为假复层纤毛柱状上皮，由纤毛细胞、杯状细胞、刷细胞、基细胞和小颗粒细胞等组成。

（1）纤毛细胞呈柱状，游离面有纤毛，纤毛快速摆动，将粘液及附着其上的尘埃、细菌等推向咽部咳出，可净化吸入的空气。

（2）杯状细胞形如高脚杯，基底部狭窄，顶部膨大。其分泌的粘蛋白与混合腺的分泌物形成粘液性屏障，粘附空气中的异物颗粒，溶解吸入的 SO_2 等气体。

（3）基细胞呈锥体形，位于上皮基底部，为一种干细胞，可增殖分化为其他各类细胞。

（4）刷细胞呈柱状，游离面有排列整齐的微绒毛，形如刷状。其可能是未成熟的纤毛细胞，也可能是一种化学感受器。

（5）小颗粒细胞呈锥体形，单个或成团分布于上皮深部，属于弥散性神经内分泌细胞。胞质内颗粒含 5 - 羟色胺等物质，可调节气管平滑肌的舒缩和腺体分泌。

46. 肺导气部管壁结构变化规律呈现为：

（1）上皮细胞由假复层纤毛柱状逐渐变成单层柱状。

（2）杯状细胞逐渐减少到完全消失。

（3）腺体细胞逐渐减少至全部消失。

（4）软骨组织由不规则片状逐渐减少至消失。

（5）平滑肌逐渐增多，呈现为不成层的环行肌束围绕管壁。

47. 肺泡上皮主要由Ⅰ、Ⅱ型肺泡细胞组成。

Ⅰ型肺泡细胞覆盖肺泡约 95% 的表面积，细胞扁平，含核部分较厚，其余部分很薄，仅0.2 μm，有利于进行气体交换，组成气 - 血屏障。Ⅰ型肺泡细胞还具有丰富的吞饮小泡，可吞入微小粉尘和表面活性物质，并将它们转运到间质内清除。

Ⅱ型肺泡细胞呈立方形或圆形，细胞较小，嵌在Ⅰ型肺泡细胞之间。细胞核圆形，胞质着色浅，呈泡沫状，电镜下细胞游离面有短小的微绒毛，胞质内可见到许多板层小体。板层小体成熟后以胞吐方式释放出表面活性物质，具有降低肺泡表面张力、稳定肺泡大小的重要作用。呼气时肺泡缩小，表面活性物质密度增加，降低表面张力，可防止肺泡塌陷；吸气时肺泡扩大，表面活性物质密度减小，肺泡回缩力增大，可防止肺泡过度膨胀。Ⅱ型肺泡细胞还具有分裂增殖转化为Ⅰ型肺泡细胞的能力。

48. 肺巨噬细胞由单核细胞演化而来，广泛分布于肺间质内，也存在于肺泡隔或肺泡腔内，是一种较大的圆形细胞。肺巨噬细胞有十分活跃的吞噬作用，吞噬了大量进入肺内的尘埃颗粒后称尘细胞；在心力衰竭导致肺淤血时，肺巨噬细胞吞噬红细胞后将血红蛋白分解成含铁血黄素颗粒而改称心力衰竭细胞。此外，肺巨噬细胞还具有免疫防御作用和产生多种生物活性物质的功能。

肺内分泌细胞主要是指肺血管内皮细胞及其所含的酶系统。它们具有合成和代谢多种物质的功能，参与调节机体的生理平衡。肺血管内皮细胞可摄取血液中的5－羟色胺、去甲肾上腺素及缓激肽等并加以贮存灭活；既能合成前列腺素，又能灭活前列腺素；可将血管紧张素Ⅰ激活成高活性的血管紧张素Ⅱ，对血管调节起一定作用。

第十一章 泌尿系统

习题

一、填空题

1. 泌尿小管是由单层上皮构成的管道，包括______和______两部分。

2. 肾小管的起始端膨大内陷成双层的______，与血管球共同构成肾小体，肾小管的末端与双层的______相接。

3. 根据肾小体在皮质的位置，肾单位可分为两种：一为______，一为______。

4. 肾小管分为______、______和______三部分。

5. 集合小管可分为______、______、______三段。

6. 肾小球旁器包括______、______、______。

7. 膀胱粘膜由______和______组成。

8. 排尿管道各段的结构大致相同，均由______、______和______构成。

二、选择题

9. 一个肾小叶的组成是(　　)
   A. 一条髓放线及其周围的皮质迷路
   B. 一个肾柱及其周围肾锥体
   C. 一条集合小管及与之相连的肾小管及肾小体
   D. 一个皮质迷路区及其周围的髓放线
   E. 一个肾锥体及其周围的皮质

10. 泌尿小管的组成是(　　)
   A. 肾单位和集合小管
   B. 肾单位
   C. 肾小体和肾小管
   D. 肾小管
   E. 肾小管和集合小管

11. 下列何项不属肾单位的组成成分(　　)
   A. 肾小体
   B. 集合小管
   C. 近端小管
   D. 细段
   E. 远端小管

12. 近髓肾单位的特点是(　　)
   A. 袢短，伸于髓质外带，细段长
   B. 袢长，伸至髓质外带，细段短
   C. 袢长，伸至髓质内带，细段长
   D. 肾小体位于皮质深层，数量少，细段短，袢短
   E. 以上都不对

13. 下述何项不是肾小体的组成成分(　　)
   A. 肾小囊壁层
   B. 血管系膜细胞
   C. 致密斑
   D. 血管球
   E. 肾小囊脏层

14. 关于肾小体的结构，下述哪项错误(　　)
   A. 肾小体是肾单位起始部膨大的小球
   B. 血管球由许多毛细血管袢组成
   C. 血管球的毛细血管属连续毛细血管
   D. 肾小囊脏层由足细胞构成
   E. 肾小囊壁层由单层扁平上皮构成

15. 关于肾小体内各部的结构关系，下述哪项是错误的(　)

A. 肾小囊脏层紧包毛细血管袢
B. 肾小囊脏层与壁层之间为肾小囊腔
C. 肾小囊是肾小管盲端凹陷而成的双层囊
D. 在肾小体的血管极处，血管球与微动脉、微静脉相连
E. 肾小囊与近端小管相连通

16. 肾血管球的血管是(　)

A. 血窦
B. 微动脉
C. 有孔型毛细血管
D. 连续型毛细血管
E. 毛细血管后微静脉

17. 关于足细胞超微结构的描述，下述何项不正确(　)

A. 胞体发出的初级突起再分出许多次级突起
B. 相邻足细胞的次级突起成指状相嵌交叉
C. 足细胞的次级突起紧贴于毛细血管基膜外面
D. 突起内有微丝，次级突起间的裂孔上有裂孔膜
E. 来源于巨噬细胞

18. 肾小球滤过膜的组成是(　)

A. 毛细血管有孔内皮、肾球囊脏层和壁层
B. 足细胞次级突起间的裂孔膜、基膜、肾球囊壁层
C. 足细胞次级突起间的裂孔、基膜、球内系膜细胞
D. 毛细血管有孔内皮及基膜、球内系膜细胞
E. 毛细血管有孔内皮及基膜、足细胞次级突起间的裂孔膜

19. 关于肾小球滤过膜，下述哪项错误(　)

A. 滤过膜中的基膜为均质状薄膜，带有正电荷
B. 毛细血管有孔内皮的通透性最大
C. 足细胞突起中微管和微丝的收缩可影响裂孔膜的通透性
D. 滤过膜的通透性决定于孔的大小与物质的直径之比
E. 足细胞突起间的裂孔膜是肾小体滤过作用的主要屏障

20. 关于细段的描述，下述何项不正确(　)

A. 浅表肾单位的细段较短，参与组成髓袢降支
B. 髓旁肾单位的细段长，由降支再返折上行，再参与构成升支
C. 管壁为单层扁平上皮
D. 细胞游离面有许多短小的微绒毛
E. 由于细段的管壁薄，有利于水和离子通透

21. 球旁细胞由下列哪种成分变化而来(　)

A. 入球小动脉壁上的内皮细胞
B. 出球小动脉壁上的内皮细胞
C. 入球小动脉壁上的平滑肌
D. 出球小动脉壁上的平滑肌
E. 未分化的间充质细胞

22. 下述哪项不是近端小管光镜下的结构特点(　)

A. 管壁由单层立方或锥体形上皮组成，胞质嗜酸性较强
B. 腔小且不规则，游离面刷状缘清楚
C. 细胞内有许多粗大的吞噬颗粒
D. 上皮细胞基部纵纹明显
E. 上皮细胞分界不清

23. 光镜下，所见近曲小管上皮细胞基

部的纵纹是由于上皮细胞基部有( )

A. 大量纵向排列的线粒体

B. 明显的质膜内褶，褶间胞质内有许多纵行排列的线粒体

C. 大量纵行排列的小管和小泡

D. 质膜内褶，褶间胞质内有大量的粗面内质网

E. 许多侧突的分支

24. 关于致密斑，下述哪项错误( )

A. 是一种化学感受器

B. 为近曲小管一侧的上皮细胞增高紧密排列而成

C. 为椭圆形斑状结构

D. 上皮细胞有指状突起伸至近血管球细胞

E. 能影响肾素的分泌

25. 关于膀胱的结构，下述哪项错误( )

A. 粘膜有许多皱襞，衬以变移上皮

B. 上皮细胞的层数和形态随功能状况而异

C. 基膜很薄，光镜下不易分辨

D. 其外膜均为纤维膜

E. 肌层很厚，大致可分为三层

26. 下列哪个结构不分布于髓放线内( )

A. 直集合小管

B. 细段

C. 近端小管直部

D. 乳头管

E. 远端小管直部

27. 下列关于肾小囊的描述，哪项不正确( )

A. 广泛分布于肾实质内，形似杯状双层囊

B. 外层为单层扁平上皮与近端小管上皮相连接

C. 内层足细胞在每根毛细血管的四周

D. 外层细胞返折延续为肾小囊内层

E. 足细胞的胞体较大，凸向肾小囊腔

28. 血管球内的毛细血管是( )

A. 介于小动脉和小静脉间

B. 肾内动脉形成的第二次毛细血管

C. 起营养作用

D. 属连续毛细血管

E. 内皮细胞有孔，多无膜封闭

29. 近端小管上皮细胞在光镜下细胞分界不清的主要原因是( )

A. 细胞在 HE 染色中嗜酸性太强，染色太深

B. 细胞侧面有许多侧突，并与相邻细胞的侧突互相嵌合

C. 上皮细胞间太拥挤

D. 细胞重叠以致在光镜下看不清

E. 相邻细胞膜太薄，细胞侧面桥粒太多

30. 下列哪项不是远端小管光镜下的结构特点( )

A. 细胞矮小，胞质染色浅

B. 基部纵纹明显

C. 核位于中央或近腔面

D. 细胞分界不清

E. 无刷状缘

三、是非题

31. 泌尿小管是由单层上皮构成的管道，包括肾小管和肾小体两部分。

32. 浅表肾单位，其肾小体位于皮质浅部。浅表肾单位的数量较多，占总数的85%，髓袢常较长。

33. 髓旁肾单位，肾小体靠近髓质，髓袢很短。

34. 血管球的毛细血管属有孔型，内皮基底面除与血管系膜直接接触的部位外，都

有基膜。

35. 相邻足细胞的次级突起呈抱指状相互嵌合，紧贴在血管球基膜外面，突起之间留有宽约 25nm 的裂孔，裂孔上有一层 4～6nm 厚的裂孔膜。

36. 近曲小管上皮细胞为锥形或立方形，胞体较大，细胞界限不清，胞核圆形，靠近基底部，胞质嗜酸性强，游离面有纹状缘，细胞基部有纵纹。

37. 集合小管管壁由立方上皮逐渐移行为柱状上皮，至乳头管为高柱状上皮。

38. 出球微动脉从血管极进入肾小囊后，先分成 4～5 个分支，然后每支再分支，形成袢状毛细血管网，最后汇集成一条入球微动脉，从血管极离开肾小囊。

四、名词解释

39. 肾小叶
40. 肾叶
41. 肾单位
42. 肾小体
43. 滤过屏障
44. 髓袢
45. 球旁细胞
46. 致密斑

五、简答题

47. 简述肾血液循环的特点。
48. 简述近曲小管的光镜结构。

参考答案

一、填空题

1. 肾小管　集合小管
2. 肾小囊　肾小囊
3. 浅表肾单位　髓旁肾单位
4. 近端小管　细段　远端小管
5. 弓形集合小管　直集合小管　乳头管
6. 球旁细胞　致密斑　球外系膜细胞
7. 变移上皮　固有层结缔组织
8. 粘膜　肌层　外膜

二、选择题

9. A　10. E　11. B　12. C　13. C
14. C　15. D　16. C　17. E　18. E
19. A　20. D　21. C　22. C　23. B
24. B　25. D　26. D　27. C　28. E
29. B　30. B

三、是非题

正确：34　35　37
错误：31　32　33　36　38

四、名词解释

39. 每个髓放线及其周围相邻接的皮质迷路组成一个肾小叶。

40. 每个肾锥体与相连的皮质组成一个肾叶。

41. 肾单位由肾小体和肾小管构成。

42. 肾小体是肾单位的起始部，由血管球和肾小囊构成，近似球形。

43. 当血液流过血管球毛细血管时，血浆内的成分必须经过有孔内皮、毛细血管基膜、足细胞裂孔膜而滤入肾小囊腔内，这三层结构合称为滤过膜，或滤过屏障。

44. 近端小管直部、细段和远端小管直部形成一个“U”形袢，称髓袢。

45. 入球微动脉进入肾小囊处，其管壁平滑肌细胞转变为上皮样细胞，称球旁细胞。胞质中有大量均质状分泌颗粒，内含肾素。

46. 远端小管曲部近血管极一侧的细胞变为高柱状，形成一椭圆形斑，称致密斑。它是一种离子感受器，可感受远端小管内滤液中 Na^+ 浓度的变化。

五、简答题

47. 肾血液循环有如下特点：①肾动脉直接来自腹主动脉，血管粗短，血压较高，血流量大；②肾小体入球微动脉的管径大于出球微动脉，血管球的血压较高，有利于滤过；③形成两次毛细血管网；④直小血管与髓袢伴行，有利于髓袢和集合小管的重吸收和尿液浓缩。

48. 近曲小管光镜观察管腔小而不规则，上皮细胞为锥形或立方形，胞体较大，细胞界限不清，胞核圆形，靠近基底部，胞质嗜酸性强，游离面有刷状缘，细胞基部有纵纹。

第十二章　皮　肤

习题

一、填空题

1. 皮肤由______和______组成，皮肤借皮下组织与深层结构相连。

2. 表皮细胞可分______和______两类。

3. 表皮由深层至浅层可分五层，即______、______、______、______和______。

4. 非角质形成细胞数量较少，分散于角质形成细胞之间，包括______、______和______。

5. 真皮位于表皮深面，由结缔组织组成，可分为______和______。

6. 毛可分______、______和______三部分。

7. 毛囊分内外二层，其内层为______，外层为______。

8. 毛母质有活跃的分裂增殖能力，新细胞向上推移，形成新的______和______上皮。

二、选择题

9. 表皮中的透明角质颗粒是(　　)
   A. 颗粒层内的无膜包被颗粒
   B. 颗粒层内有膜包被的圆形颗粒
   C. 棘层内的无膜包被颗粒
   D. 棘层内有膜包被的圆形颗粒
   E. 以上都不对

10. 毛发的生长依靠(　　)
   A. 毛乳头细胞的分裂增殖
   B. 毛囊外根鞘细胞的增殖
   C. 毛母质细胞和毛囊细胞的增殖
   D. 毛根细胞的增殖
   E. 毛母质细胞的增殖和毛乳头的营养

11. 表皮主要由下列哪两类细胞组成(　　)
   A. 角质细胞和非角质细胞
   B. 上皮细胞和树突状细胞
   C. 角质形成细胞和黑素细胞
   D. 角质形成细胞和非角质形成细胞
   E. 以上都不对

12. 下列哪一项不是皮肤表皮的衍生物(　　)
   A. 毛囊
   B. 汗腺
   C. 皮脂腺
   D. 黑色素
   E. 指（趾）甲

13. 下列哪项不是表皮棘层的主要特征(　　)
   A. 细胞多边形，胞质含有很多游离核蛋白体
   B. 胞质含透明角质颗粒
   C. 相邻细胞的棘状突起以桥粒相接
   D. 细胞的分裂增殖能力强
   E. 以上都对

14. 表皮角化细胞的特点是(　　)
   A. 胞质内充满角质蛋白和膜被颗粒
   B. 胞质内充满角蛋白，核膜变厚
   C. 胞质内充满角蛋白，细胞膜变厚
   D. 胞质内充满张力细丝和透明角质颗粒
   E. 以上都不是

15. 下述哪种物质不是角质形成细胞产生的(　　)

A. 张力原纤维
B. 黑素体
C. 板层颗粒
D. 透明角质颗粒
E. 角蛋白

16. 下列哪项描述与黑素细胞无关(　　)

A. 胞体位于基底层
B. 内含酪氨酸酶
C. 黑素细胞供给表皮以黑素颗粒
D. 参与免疫应答
E. 黑素细胞具有长的胞质突起

17. 下列哪项关于汗腺的描述不对(　　)

A. 是一条弯曲的单管状腺
B. 分泌部位于真皮深部及皮下组织内
C. 管壁由单层矮柱状腺细胞组成
D. 导管部管壁由一层染色较深的立方细胞围成
E. 导管开口于皮肤表面的汗孔

18. 关于顶泌汗腺，下述哪项是错误的(　　)

A. 分布于腋窝、乳晕、阴部等处
B. 分泌部盘曲成团，管腔大
C. 导管短而直，多开口于毛囊
D. 受肾上腺素能神经支配
E. 分泌物为皮脂，有臭味

19. 表皮角质细胞的主要特征是(　　)

A. 无细胞核
B. 无细胞器
C. 胞质中充满角蛋白
D. 胞膜加厚
E. 以上都是

20. 表皮中无血管，营养代谢物质的扩散是通过何种途径传递的(　　)

A. 细胞间桥
B. 缝隙连接
C. 桥粒
D. 细胞间隙
E. 以上都不是

21. 黑色素产生于皮肤的(　　)

A. 黑色素细胞
B. 角质形成细胞
C. 梅克尔细胞
D. 朗格汉斯细胞
E. 以上都不对

22. 下列哪项关于皮脂腺的描述不对(　　)

A. 为泡状腺
B. 位于毛囊和表皮之间的皮脂腺
C. 分泌时，整个细胞解体，连同脂滴一起排出
D. 皮脂腺的发育和分泌主要受性激素的调节
E. 导管很长

23. 围绕毛乳头的上皮细胞称毛母质，它是下列哪种结构的生长点(　　)

A. 毛发
B. 毛发和毛囊内层鞘
C. 毛发和毛囊外层鞘
D. 毛发和毛囊
E. 以上都不是

24. 毛发的颜色取决于 (　　)

A. 毛囊内层鞘内黑色素细胞的数量
B. 毛囊外层鞘内黑色素小体的数量
C. 毛母质内黑色素细胞的数量
D. 毛囊内层鞘和毛囊外层鞘内黑色素的数量
E. 上述都不对

25. 人类未角化的复层鳞状上皮分布于(　　)

A. 腋窝
B. 腹壁

C. 食管
D. 足底
E. 头皮

26. 关于人的真皮，下述哪项不正确( )
A. 分浅层乳头层和深层网织层
B. 乳头层薄，为疏松结缔组织，纤维较细密，细胞较多
C. 网织层较厚，为致密结缔组织，胶原纤维粗大
D. 含有丰富的弹性纤维
E. 乳头层和网织层有基膜相隔

27. 厚皮的表皮分层由基底面向游离面的顺序是( )
A. 基底层，棘层，颗粒层，透明层，角质层
B. 基底层，棘层，角质层
C. 角质层，透明层，颗粒层，棘层，基底层
D. 角质层，棘层，基底层
E. 基底层，颗粒层，棘层，角质层

28. 厚皮的表皮中具有有丝分裂能力的细胞见于( )
A. 基底层
B. 棘层
C. 颗粒层，棘层，基底层
D. 透明层，颗粒层，棘层，基底层
E. 角质层，透明层，颗粒层，棘层，基底层

29. 关于毛球哪一项为错误的( )
A. 毛球底部凹陷，有结缔组织突入，称毛乳头
B. 毛球由毛根膨大而成
C. 是毛的生长点
D. 换毛时形成新的毛球和毛乳头
E. 毛球处有黑素细胞，产生黑色素供应毛干角质细胞

三、是非题

30. 棘细胞内有卵圆形的板层颗粒，颗粒内有明暗相间的平行板层，有界膜包被，主要是糖脂和固醇。

31. 粒层由 3 ~ 5 层梭形细胞组成，核着色浅，核和细胞器渐趋退化，胞质出现许多大小不等的透明质酸颗粒。

32. 黑素细胞分布于基底细胞之间，胞体较大，有许多突起伸入基底层和棘层细胞之间。

33. 朗格汉斯细胞散在于基底层内，是一种有树突状突起的细胞，能捕获和处理侵入皮肤的抗原，并将抗原传递给 T 细胞，参与免疫应答。

34. 毛干和毛根由紧密排列的角质化细胞组成，细胞内充满角蛋白，并含数量不等的黑素颗粒。

35. 换毛开始时毛囊变短，毛球和毛乳头萎缩变小，毛母质细胞停止分裂并发生角化，毛与毛球和毛囊连接不牢，故毛易脱落。

四、名词解释

36. 真皮乳头
37. 毛球
38. 毛乳头

五、简答题

39. 试述毛的形态结构。
40. 试述角质形成细胞的形态结构。

参考答案

一、填空题

1. 表皮　真皮
2. 角质形成细胞　非角质形成细胞
3. 基底层　棘层　颗粒层　透明层

角质层

4. 黑素细胞　朗格汉斯细胞　梅克尔细胞

5. 乳头层　网织层

6. 毛干　毛根　毛球

7. 上皮根鞘　结缔组织鞘

8. 毛干　毛囊

二、选择题

9. B　10. B　11. E　12. D　13. D
14. C　15. B　16. D　17. D　18. D
19. D　20. E　21. A　22. E　23. E
24. A　25. C　26. C　27. A　28. A
29. B

三、是非题

正确：30、32、34、35
错误：31、33

四、名词解释

36. 乳头层向表皮底部凸出，形成许多乳头状隆起，称真皮乳头，使表皮与真皮的连接面增大，有利于两者牢固连接，并利于表皮从真皮的组织液中获得营养。乳头内含丰富的毛细血管和游离神经末梢，在手指等部位有较多的触觉小体。

37. 毛和毛囊下端合为一体，形成膨大的毛球。

38. 毛球底部凹陷，有结缔组织突入，称毛乳头。

五、简答题

39. 毛可分毛干、毛根和毛球三部分。毛干和毛根由紧密排列的角质化细胞组成，细胞内充满角蛋白，并含数量不等的黑素颗粒。毛根包在由上皮和结缔组织组成的毛囊内。毛囊分内外二层，其内层为上皮根鞘，包裹毛根，与表皮相连续，其结构与表皮相似；外层为结缔组织鞘，由致密结缔组织构成。毛根和毛囊下端合为一体，形成膨大的毛球。毛球底部凹陷，有结缔组织突入，称毛乳头，内含丰富的血管和神经，可供应毛的营养，对毛的生长起诱导作用。

40. 基底层由一层低柱状或立方形的基底细胞组成，胞质呈强嗜碱性，并有分散或成束的张力丝，基底细胞间以桥粒相连，细胞基底面有半桥粒与基膜相连；棘层由4～10层多边形细胞组成，核圆形，胞质丰富，弱嗜碱性，细胞伸出许多细短的棘状突起，胞质内还有卵圆形的板层颗粒；颗粒层由3～5层梭形细胞组成，核着色浅，核和细胞器渐趋退化，胞质出现许多大小不等的透明角质颗粒，强嗜碱性；透明层位于颗粒层浅面，由3～4层扁平细胞组成，细胞均质透明，细胞界限不清，胞核和细胞器已消失，主要含折光性较强的透明角质，被伊红染成红色；角质层在表层，由多层扁平的角质细胞组成，细胞已经完全角化，无细胞核和细胞器，细胞轮廓不清，呈酸性均质状。

第十三章 感觉器官

习题

一、填空题

1. 眼球壁由外至内依次为______、______、______三层结构。

2. 角膜的组织结构由前至后可分为______、______、______、______、______五层。

3. 视细胞分为______和______两种。

4. 视网膜主要由四层细胞构成，由外向内依次是______、______、______、______。

5. 视网膜黄斑处的中央凹只有______细胞和______细胞。

6. 螺旋器是听觉感受器，由______和______构成。

7. 血管膜由前向后依次为______、______和______。

8. 虹膜的组织结构由前向后分______、______、______三层。

9. 视杆细胞膜盘的感光蛋白称______，感受______。

10. 视锥细胞膜盘的感光物质称______，感受______。

二、选择题

11. 视网膜四层细胞，由外向内依次为（　　）

A. 色素上皮细胞、节细胞、视细胞、双极细胞

B. 视细胞、色素上皮细胞、节细胞、双极细胞

C. 色素上皮细胞、视细胞、节细胞、双极细胞

D. 色素上皮细胞、视细胞、双极细胞、节细胞

E. 节细胞、双极细胞、色素上皮细胞、视细胞

12. 感受旋转变速运动的结构是（　　）

A. 球囊斑

B. 椭圆囊斑

C. 壶腹嵴

D. 螺旋器

E. 位觉斑

13. 视网膜中央凹处有（　　）

A. 色素上皮细胞和视锥细胞

B. 视锥细胞和视杆细胞

C. 色素上皮细胞和视杆细胞

D. 视锥细胞和双极细胞

E. 视杆细胞和双极细胞

14. 视网膜感受强光和色觉的细胞是（　　）

A. 视杆细胞

B. 视锥细胞

C. 双极细胞

D. 节细胞

E. 色素上皮细胞

15. 含视紫红质、感弱光的细胞是（　　）

A. 色素上皮细胞

B. 视锥细胞

C. 视杆细胞

D. 双极细胞

E. 节细胞

16. 产生内淋巴的结构是（　　）

A. 螺旋器

B. 球囊斑

C. 椭圆囊斑

D. 血管纹

E. 壶腹嵴

17. 下列哪项不是视锥细胞的结构特点（　）

A. 外突中段有一缩窄将其分为内节和外节

B. 外节膜盘上镶嵌有视色素

C. 顶部膜盘不断脱落，由内节产生补充

D. 可位于中央凹处

E. 内突末端主要与双极细胞形成突触联系

18. 有关视杆细胞的描述哪项是错误的（　）

A. 外突呈杆状，分内、外两节

B. 外节中的膜盘多数与表面细胞膜分离，形成独立的膜盘

C. 可位于中央凹处

D. 膜盘上嵌有视紫红质

E. 此种细胞数量较多

19. 对于虹膜结构的描述哪项是错误的（　）

A. 位于角膜后方的圆盘状薄膜

B. 中央为瞳孔

C. 其组织结构从前向后为前缘层、虹膜基质和虹膜上皮

D. 其中虹膜基质较厚

E. 虹膜上皮为一般的被覆上皮

20. 分泌房水的主要部位是（　）

A. 虹膜

B. 睫状小带

C. 脉络膜

D. 睫状体上皮的内层细胞

E. 角膜内皮

三、是非题

21. 角膜为无色透明的圆盘状结构，中央厚，周边部较薄。

22. 角膜五层结构中，最厚的是角膜上皮。

23. 巩膜由致密结缔组织构成。

24. 血管膜含丰富的血管和色素细胞。

25. 视细胞外突中，内节是合成蛋白质的部位。

26. 视锥细胞膜盘的感光蛋白称视紫红质，感受弱光。

27. 膜蜗管外侧壁螺旋韧带中的血管纹与内淋巴的产生有关。

28. 壶腹帽由支持细胞分泌的糖蛋白形成，它的比重大于内淋巴。

29. 黄斑的中央凹视觉最敏锐，是因为此处只有视锥细胞和视杆细胞。

30. 脉络膜是含有血管和色素细胞的疏松结缔组织。

四、名词解释

31. 视杆细胞

32. 视锥细胞

33. 黄斑

34. 壶腹嵴

35. 椭圆囊斑和球囊斑

36. 侏儒双极细胞

37. 听弦

38. 视神经乳头

39. 血管纹

40. 螺旋器

五、简答题

41. 简述视网膜的结构。

42. 简述角膜的结构。

参考答案

一、填空题

1. 纤维膜　血管膜　视网膜

2. 角膜上皮　前界膜　角膜基质　后界膜　角膜内皮

3. 视锥细胞　视杆细胞

4. 色素上皮层　视细胞层　双极细胞层　节细胞层

5. 色素上皮　视锥

6. 支持细胞　毛细胞

7. 虹膜　睫状体　脉络膜

8. 前缘层　虹膜基质　虹膜上皮

9. 视紫红质　弱光

10. 视色素　强光和颜色

二、选择题

11．D　12．C　13．A　14．B　15．C
16．D　17．C　18．C　19．E　20．D

三、是非题

正确：23、24、25、27、30
错误：21、22、26、28、29

四、名词解释

31. 视杆细胞是感光细胞，细胞分为胞体、外突、内突三部分。外突呈杆状，内突呈球状，外突中段有一缩窄将其分为内节和外节。外节膜盘有感光蛋白称视紫红质，感受弱光。

32. 视锥细胞是感光细胞，细胞分为胞体、外突、内突三部分。外突粗短呈圆锥形，内突末端膨大呈足状，外突中段有一缩窄将其分为内节和外节。外节膜盘有感光物质称视色素，感受强光和颜色。

33. 黄斑是视网膜后极的浅黄色区域，正对视轴处，中央有一小的浅凹，为中央凹，是视觉最敏锐的部位。

34. 壶腹嵴是膜半规管壶腹部的一侧粘膜增厚形成的圆嵴状隆起，是位觉感受器。

35. 椭圆囊外侧壁和球囊前壁的粘膜局部增厚，呈斑块状，分别称椭圆囊斑和球囊斑，均为味觉感受器。

36. 只与一个视锥细胞和一个节细胞联系的双极细胞为侏儒双极细胞。

37. 螺旋器基底膜中的胶原样细丝称听弦。

38. 节细胞的轴突向眼球后极汇聚形成视神经穿出巩膜，穿出视网膜的部位称视神经乳头，此处为盲点。

39. 膜蜗管外侧壁螺旋韧带表面的复层柱状上皮中，有从固有层中深入的毛细血管，称血管纹，与内淋巴产生有关。

40. 是听觉感受器，由支持细胞和毛细胞组成。

五、简答题

41. 视网膜为眼球壁的最内层，主要由四层细胞组成。自外向内依次是：

（1）色素上皮层：为单层柱状上皮，胞质内有许多黑色素颗粒，可保护视细胞免受强光刺激。

（2）视细胞层：为感光细胞，是视觉的第一级神经元，分视杆细胞和视锥细胞。视杆细胞呈细长形，由胞体向外侧伸出细长杆状突起称视杆，分内、外两节。内节是合成蛋白质的部位；外节细长，其内有许多平行排列的膜盘，膜盘上有感光物质称视紫红质，其功能为感弱光或暗光。视锥细胞形态与视杆细胞近似，外突粗短呈圆锥状，称为视锥，视锥细胞的膜盘上嵌有视色素，能感受强光和颜色。

（3）双极细胞层：是连接视细胞和节细胞的中间神经元。

（4）节细胞层：为多极神经元。其树突

与双极细胞的轴突形成突触，其轴突向视盘集中，形成视神经。

42. 角膜为无色透明的圆盘状结构，组织结构由前向后分为五层。

（1）角膜上皮：是未角化的复层扁平上皮。

（2）前界层：为一层均质透明的膜。

（3）角膜基质：约占角膜全厚的90%，由许多粗细均匀的胶原原纤维平行排列成层，其内无血管和色素细胞，含有适量水分，基质的这些特点是角膜无色透明的重要因素。

（4）后界膜：为均质透明薄膜。

（5）角膜内皮：为单层扁平上皮，参与后界膜的更新代谢。

第十四章　内分泌系统

习题

一、填空题

1. 甲状腺滤泡上皮细胞为______形，胞质______染色。

2. 甲状腺滤泡壁由两种细胞构成，其中______细胞分泌______，______细胞分泌______。

3. 肾上腺的实质由周边的______和中央的______构成。

4. 肾上腺的皮质由外向内分为连续过渡的三个带，即______、______、______。

5. 垂体由______和______两部分组成。

6. 垂体远侧部根据腺细胞染色的特征分为______和______两类，前者又分为______、______两种。

7. 甲状旁腺中的______细胞分泌甲状旁腺激素。

8. 肾上腺髓质的嗜铬细胞产生______和______。

9. 神经垂体主要由______和______组成。

10. 甲状腺素的分泌，受垂体远侧部______细胞分泌的______激素调节。

二、选择题

21. 关于甲状腺的结构特征哪项错误(　　)

A. 由单层上皮组成滤泡状结构

B. 滤泡腔内充满胶质

C. 滤泡上皮胞质内有较发达的粗面内质网

D. 胞质内有分泌颗粒

E. 胞质一般染色呈嗜酸性

22. 腺垂体远侧部嗜酸性细胞能分泌(　　)

A. 生长激素、促肾上腺皮质激素

B. 生长激素、促甲状腺素

C. 催乳激素、促甲状腺素

D. 催乳激素、促性腺激素

E. 催乳激素、生长激素

23. 肾上腺髓质不能看到的结构是(　　)

A. 嗜铬细胞

B. 窦状毛细血管

C. 少量导管

D. 中央静脉

E. 结缔组织

24. 下列哪个器官不属于内分泌腺(　　)

A. 甲状腺

B. 胸腺

C. 肾上腺

D. 脑垂体

E. 甲状旁腺

25. 垂体细胞是(　　)

A. 神经胶质细胞

B. 神经内分泌细胞

C. 上皮细胞

D. 神经元

E. 内分泌细胞

26. 关于肾上腺皮质网状带的结构特点哪项错误(　　)

A. 位于皮质最内层与髓质相连

B. 腺细胞排列成索状

C. 腺细胞具有分泌类固醇激素细胞的超微结构特点
D. 胞质略呈嗜酸性
E. 主要分泌糖皮质激素

27. 脑垂体远侧部嗜碱性细胞能分泌(　　)
A. 促甲状腺素、卵泡刺激素、黄体生成素、促肾上腺皮质激素
B. 生长激素、促甲状腺素、促肾上腺皮质激素
C. 催乳激素、促甲状腺素、促肾上腺皮质激素
D. 卵泡刺激素、黄体生成素、生长激素
E. 卵泡刺激素、黄体生成素、催乳激素

28. 神经垂体哪项描述是错误的(　　)
A. 主要由无髓神经纤维和神经胶质细胞构成
B. 含有较丰富的窦状毛细血管
C. 其中有一种特殊的垂体细胞
D. 有的垂体细胞的胞质内含脂褐素
E. 赫令体内含分泌颗粒

29. 神经垂体的功能是(　　)
A. 合成激素
B. 调节垂体的功能活动
C. 受下丘脑弓状核分泌激素的影响
D. 贮存和释放下丘脑激素的场所
E. 分泌黑素细胞刺激素

30. 甲状腺滤泡腔内的胶质是(　　)
A. 四碘甲状腺原氨酸
B. 三碘甲状腺原氨酸
C. 二碘甲状腺原氨酸
D. 碘化的甲状腺球蛋白
E. 甲状腺球蛋白的前体

三、是非题

31. 内分泌的结构特点是：腺细胞排列成索、团状，具有排送分泌物的导管。

32. 甲状腺滤泡由复层的滤泡上皮细胞构成。

33. 甲状腺的滤泡旁细胞产生降钙素。

34. 肾上腺皮质的束状带细胞产生糖皮质激素。

35. 肾上腺髓质的嗜铬细胞产生肾上腺素和少量的雌激素。

36. 腺垂体远侧部的嗜酸性细胞产生生长激素和催产素。

37. 神经垂体中的腺细胞可产生两种激素。

38. 肾上腺皮质细胞分泌的激素均属类固醇激素。

39. 甲状旁腺中的腺细胞有主细胞和嗜酸性细胞两种。

40. 肾上腺皮质束状带细胞胞质内脂滴含量较少。

四、名词解释

41. 赫令体
42. 嗜铬细胞
43. 旁分泌

五、简答题

44. 简述甲状腺滤泡的结构及功能。
45. 简述肾上腺皮质的结构和功能。

参考答案

一、填空题

1. 单层立方　弱嗜碱性
2. 滤泡上皮　甲状腺素　滤泡旁　降钙素
3. 皮质　髓质
4. 球状带　束状带　网状带
5. 腺垂体　神经垂体
6. 嗜色细胞　嫌色细胞　嗜酸性细胞

嗜碱性细胞

7. 主

8. 肾上腺素　去甲肾上腺素

9. 无髓神经纤维　神经胶质细胞

10. 嗜碱性　促甲状腺

二、选择题

21. E　22. E　23. C　24. B　25. A
26. E　27. A　28. C　29. D　30. D

三、是非题

正确：33、34、36、38、39

错误：31、32、35、37、40

四、名词解释

41. 丘脑两个神经核的神经元的胞体内含有许多分泌颗粒，其沿轴突运至神经部，分泌颗粒常聚集成团，光镜下可见大小不等的嗜酸性团块，称赫令体。

42. 嗜铬细胞是指用含铬盐的固定液固定标本，胞质内呈现出黄褐色的嗜铬颗粒的细胞，肾上腺髓质细胞具有这种特性，故称肾上腺髓质细胞为嗜铬细胞。

43. 旁内分泌细胞所分泌的激素大多数经血液循环作用于远隔的特定细胞，少部分可直接作用于邻近的细胞，称旁分泌。

五、简答题

44. 甲状腺滤泡大小不等，呈圆形或不规则形。滤泡由单层上皮细胞围成，腔内充满胶质。滤泡上皮立方形，胞质弱嗜碱性。电镜下，滤泡上皮细胞游离面有微绒毛，胞质内有较发达的粗面内质网、线粒体、溶酶体和高尔基复合体。细胞顶部有中等电子密度的分泌颗粒。滤泡上皮细胞能合成和分泌甲状腺激素。

45. 肾上腺皮质根据细胞的形态结构和排列特征，分球状带、束状带和网状带。在细胞间有窦状毛细血管和少量结缔组织。

（1）球状带：位于被膜下方，较薄，细胞聚集成球团，细胞较小，呈锥形或多边形。球状带细胞分泌盐皮质激素。

（2）束状带：是皮质中最厚的部分，细胞较大，呈多边形，胞质内含大量脂滴，细胞排列成单行或双行细胞索。束状带细胞分泌糖皮质激素。

（3）网状带：位于皮质的最内层，此带最薄，细胞排列成索，并相互吻合成网。网状带细胞主要分泌雄激素、少量雌激素和糖皮质激素。

第十五章　男性生殖系统

习题

一、填空题

1. 附属腺包括______、______和______，参与精液的形成。

2. 睾丸被膜包括______和______两个部分。

3. 生精上皮外面的界膜分三层：内层为______；中层含______细胞；外层有______细胞。

4. 生精上皮有两类细胞，分别是______和______。

5. 生精细胞包括有______、______、______和______四个阶段。

6. 精子的顶体内含有多种水解酶，如：______、______和______等。

7. 精子尾部按顺序可分______、______、______和______几部分。

8. 血－生精小管屏障是由______、______、______和______构成。

9. 睾丸间质细胞内含有丰富的______和______等细胞器。

10. 睾丸的功能主要有______和______等。

二、选择题

11. 精子发生的结构位于(　　)
   A. 生精小管
   B. 附睾管
   C. 输精管
   D. 直精小管
   E. 睾丸间质

12. 成熟的精子位于(　　)
   A. 输精管
   B. 射精管
   C. 精囊腺
   D. 附睾
   E. 生精小管

13. 睾丸的主要功能是(　　)
   A. 产生精子
   B. 产生精子和分泌雄性激素
   C. 分泌雄性激素结合蛋白
   D. 分泌雄激素
   E. 形成精液

14. 生精小管的上皮是(　　)
   A. 复层扁平上皮
   B. 复层立方上皮
   C. 复层柱状上皮
   D. 假复层纤毛柱状上皮
   E. 特殊的复层上皮

15. 进入第一次减数分裂的生精细胞位于(　　)
   A. 睾丸精原细胞
   B. 精子细胞
   C. 初级精母细胞
   D. 精子
   E. 次级精母细胞

16. 进入第二次减数分裂的生精细胞是在(　　)
   A. 次级精母细胞
   B. 精子细胞
   C. 精原细胞
   D. 精子
   E. 初级精母细胞

17. 生精上皮中最不易见到的细胞是

(　　)

A．初级精母细胞

B．次级精母细胞

C．精子

D．精子细胞

E．精原细胞

18．形成精子顶体的细胞器是(　　)

A．中心体

B．线粒体

C．高尔基复合体

D．溶酶体

E．滑面内质网

19．人的精原细胞发育成精子，约需(　　)

A．5～10天

B．10～20天

C．30～45天

D．55～60天

E．59～69天

20．一个精原细胞最终能形成的精子数为(　　)

A．2个

B．4个

C．8个

D．16个

E．32个

21．促使支持细胞产生雄激素结合蛋白的激素是(　　)

A．生长激素

B．黄体生成素

C．催乳激素

D．卵泡刺激素

E．血管加压素

22．促使睾丸间质细胞产生雄激素的激素是(　　)

A．促甲状腺素

B．卵泡刺激素

C．黄体生成素

D．抗利尿激素

E．生长激素

23．睾丸的主要功能是(　　)

A．产生精子

B．产生精子和分泌雌雄两种激素

C．产生精子和分泌雄激素结合蛋白

D．产生精子和分泌雄激素

E．产生前列腺素

24．以下哪种结构不属于生殖管道(　　)

A．直精小管

B．附睾

C．尿道

D．射精管

E．输精管

25．以下不产生精液的结构是(　　)

A．睾丸

B．前列腺

C．阴囊

D．精囊腺

E．尿道球腺

26．不属于生精细胞的是(　　)

A．精子细胞

B．支持细胞

C．初级精母细胞

D．精原细胞

E．次级精母细胞

27．有关生精上皮各种细胞分布的位置，错误的是(　　)

A．精原细胞紧靠生精小管的基膜

B．初级精母细胞在精原细胞内侧

C．次级精母细胞在初级精母细胞内侧

D．精子细胞在次级精母细胞内侧

E．支持细胞在精原细胞之间

28．对精原细胞的论述，错误的是(　　)

A．是生精细胞中最幼稚的细胞

B. A型精原细胞是精子发生的干细胞

C. 青春期前，生精小管内不含精原细胞，只见支持细胞

D. 一部分成长为初级精母细胞

E. 是以有丝分裂方式进行增殖的

29. 关于精子发生过程中的描述，错误的是(　　)

A. 精原细胞一部分生长发育为初级精母细胞

B. 初级精母细胞经过第一次减数分裂，形成次级精母细胞

C. 次级精母细胞经过第二次减数分裂，形成精子细胞

D. 精子细胞又经过分裂，形成精子

E. 精子不再进行分裂

30. 不属于支持细胞结构特点的是(　　)

A. 胞体呈不规则的长锥形

B. 核呈三角形或不规则形

C. 细胞的侧面有各级生精细胞镶嵌

D. 是血－生精小管屏障的主要结构

E. 细胞界限清楚

31. 不属于血－生精小管屏障结构的是(　　)

A. 生精上皮的界膜

B. 血管内皮细胞

C. 相邻支持细胞的紧密连接

D. 睾丸间质细胞

E. 血管内皮的基膜

32. 不属于精子尾部的结构是(　　)

A. 颈段

B. 中段

C. 主段

D. 体段

E. 末段

33. 对雄激素的描述，错误的是(　　)

A. 使精子与卵细胞结合

B. 促进精子的发生

C. 维持性功能

D. 促进男性生殖管道的发育和分化

E. 维持男性第二性征

三、是非题

34. 精子的产生是在睾丸，而精子的成熟却是在精囊腺。

35. 睾丸的被膜是由鞘膜壁层及白膜构成。

36. 精液的产生主要是在睾丸、精囊腺、前列腺和尿道球腺。

37. 生精细胞包括精原细胞、精母细胞和精子。

38. 生精细胞的第二次减数分裂是在次级精母细胞阶段。

39. 一个精原细胞最终形成4个精子，每个精子的染色体均是单体。

40. 精子的尾部是运动的部位，由9组微管组成。

41. 支持细胞在卵泡刺激素的作用下合成雄激素结合蛋白。

42. 睾丸能产生雄激素，主要是由各级生精细胞合成分泌的。

43. 精子顶体是由精子细胞的高尔基复合体形成的，内含水解酶。

四、名词解释

44. 睾丸小叶

45. 生精小管

46. 界膜

47. 顶体

48. 血－生精小管屏障

49. 睾丸间质细胞

50. 精子发生

51. 精子形成

五、简答题

52. 简述精子发生的过程。

53. 简述支持细胞的形态结构与功能。

54. 简述睾丸间质细胞的结构及功能。

参考答案

一、填空题

1. 精囊腺　前列腺　尿道球腺
2. 鞘膜脏层　白膜
3. 基膜　类肌　成纤维
4. 生精细胞　支持细胞
5. 精原细胞　精母细胞　精子细胞　精子
6. 顶体素　透明质酸酶　磷酸酯酶
7. 颈段　中段　主段　末段
8. 支持细胞的紧密连接　结缔组织　生精上皮的界膜　血管内皮细胞及基膜
9. 管状嵴线粒体　滑面内质网
10. 产生精子　分泌雄激素

二、选择题

11. A　12. D　13. B　14. E　15. C
16. A　17. B　18. C　19. E　20. B
21. D　22. C　23. D　24. A　25. C
26. B　27. E　28. C　29. D　30. E
31. D　32. D　33. A

三、是非题

正确：36、38、39、41、43

错误：34、35、37、40、42

四、名词解释

44. 睾丸小叶是睾丸纵隔发出许多睾丸小隔伸入睾丸实质，将睾丸分隔成锥形的小叶，约250个。每个小叶有1~4条细长的生精小管，它是产生精子的场所。

45. 生精小管是高度弯曲的上皮性管道，是产生精子的部位。其管径约150~250μm，长30~70cm。管壁由一种特殊的复层上皮构成，称生精上皮，由生精细胞和支持细胞组成。

46. 界膜是生精上皮外面较厚的膜，分内层、中层和外层。内层即基膜，紧贴生精上皮；中层含有梭形的类肌细胞，具有收缩功能，促使精子的排出；外层是有再生能力的成纤维细胞，对界膜组织起修复作用。

47. 顶体是高尔基复合体形成囊泡，逐渐增大呈扁平的囊覆盖于精子的头部。顶体内含多种水解酶，如顶体素、透明质酸酶和磷酸酯酶等。精子释放顶体酶溶解卵细胞表面结构才能进入卵内，故在受精时起重要作用。

48. 血－生精小管屏障由支持细胞侧突的紧密连接、结缔组织、生精上皮的界膜和血管内皮细胞与基膜所构成。其作用是防止有害物质进入，保持精子生成适宜的微环境。另外，还能防止精子抗原物质逸出到生精小管外，发生自体免疫反应而造成不孕。

49. 睾丸间质细胞是睾丸间质中的一种细胞，成群分布。细胞呈圆形或多边形，体积较大，胞质嗜酸性。核圆，位于细胞中央或偏位，核仁明显。有丰富的管状嵴线粒体和滑面内质网、脂滴等。此种细胞在垂体分泌的黄体生成素的作用下，合成分泌雄激素。有促进精子发育、促进男性生殖管道的发育和分化、维持第二性征和性功能等作用。

50. 精子发生是指从精原细胞到形成精子的连续增殖分化的过程。它经历精原细胞的增殖期、精母细胞的减数分裂期和精子形成期三个阶段。

51. 精子形成是指精子细胞经过复杂的变态由圆形逐渐转变为蝌蚪状的精子的过程。包括：①核染色质高度浓缩，核变长并移向细胞一侧，构成精子头部的主要结构。②高尔基复合体形成顶体。③中心体迁移到顶体对侧，形成轴丝，成为精子尾部的主要结构。④线粒体汇聚于轴丝近段周围，盘绕成螺旋形的线粒体鞘。⑤其余的胞质集聚尾侧，形成残余胞质，最后脱落。

五、简答题

52.①精原细胞增殖期：A 型精原细胞(经有丝分裂）一部分增殖为 A 型精原细胞，另一部分分化为 B 型精原细胞，B 型精原细胞经数次分裂后，分化为初级精母细胞。②精母细胞减数分裂期：初级精母细胞经过第一次减数分裂形成次级精母细胞，后者经第二次减数分裂成为精子细胞。③精子形成期：精子细胞经复杂的变态形成精子(头、尾、顶体、线粒体鞘)。

53.①支持细胞的光镜结构：轮廓不清，胞质略嗜酸性，核呈三角形或不规则形。②支持细胞的电镜结构：丰富的滑面内质网、高尔基复合体，以及较多的线粒体和溶酶体。③支持细胞的功能：对生精有支持和营养作用，吞噬变性的生精细胞和精子形成过程中脱落的残余胞质，微丝的收缩使各级生精细胞向管腔方向移动，合成雄激素结合蛋白，细胞侧面近基部的胞膜形成紧密连接构成血－生精小管屏障的主要部分。

54.①睾丸间质细胞的光镜结构：圆形或多边形，成群分布，核圆，居中或偏位，核仁明显，胞质嗜酸性。②间质细胞的电镜结构特点：有丰富的管状嵴线粒体、滑面内质网，还含有脂滴、色素颗粒、蛋白质结晶等。③睾丸间质细胞的功能：自青春期开始，在黄体生成素作用下分泌雄激素，促进精子发生和男性生殖器官发育，维持第二性征和性功能。

第十六章　女性生殖系统

习题

一、填空题

1. 卵巢表面覆盖______上皮，其下方是由______组成的______，排卵时局部组织变薄缺血，形成透明的______。

2. 卵巢实质分______和______。前者有发育不同阶段的______及______和______等。后者含有许多______、______及______。

3. 卵泡由______和______组成，可分四个阶段，分别是______、______、______和______。

4. 卵细胞发育包括三个时期，分别是______、______和______。

5. 次级卵泡主要由以下几个结构组成，分别是______、______、______和______。

6. 在卵泡生长过程中，初级卵母细胞与卵泡细胞间出现一层嗜酸性膜为______，它是______和______共同分泌的产物。

7. 卵巢排出的卵包括______、______和______三个结构。

8. 黄体细胞有两种，分别是______和______。前者是由______形成，后者是由______形成，前者产生______激素，后者产生______激素。

9. 卵细胞受精后，黄体称______，可维持的时间是______；卵细胞未受精时，黄体称______，可维持______。

10. 子宫壁是由______、______和______构成。

11. 子宫内膜由内向外又分______和______。前者是______时脱落的部位；后者是______时增生修复的部位。

12. 子宫内膜的周期性变化，按时间顺序可分三个期，分别是______、______和______，与卵巢有对应关系，故中者又称______期，后者又称______期。

二、选择题

13. 组成卵巢皮质的主要结构是(　　)

A. 疏松结缔组织

B. 卵泡和黄体

C. 门细胞

D. 淋巴管

E. 平滑肌

14. 组成卵巢髓质结构的主要成分是(　　)

A. 卵泡

B. 闭锁卵泡

C. 疏松结缔组织

D. 黄体

E. 基质细胞

15. 关于卵泡组成的描述，正确的是(　　)

A. 卵母细胞及透明带

B. 卵母细胞及放射冠

C. 卵母细胞及卵泡腔

D. 卵母细胞及卵泡膜

E. 卵母细胞及卵泡细胞

16. 透明带出现的时间是(　　)

A. 原始卵泡时期

B. 初级卵泡时期

C. 次级卵泡时期

D. 成熟卵泡时期

E．闭锁卵泡时期

17. 卵泡膜分化为内外两层的时间是(　　)

A．闭锁卵泡时期

B．原始卵泡时期

C．成熟卵泡时期

D．次级卵泡时期

E．初级卵泡时期

18. 卵泡腔出现的时间是(　　)

A．初级卵泡时期

B．原始卵泡时期

C．闭锁卵泡时期

D．成熟卵泡时期

E．次级卵泡时期

19. 卵细胞完成第一次减数分裂的时间是(　　)

A．成熟卵泡时期

B．原始卵泡时期

C．次级卵泡时期

D．闭锁卵泡时期

E．初级卵泡时期

20. 卵细胞完成第二次减数分裂的时间是(　　)

A．次级卵泡时期

B．成熟卵泡时期

C．受精前

D．受精后

E．初级卵泡时期

21. 人一生排卵数目大约是(　　)

A．50～100个

B．100～200个

C．200～300个

D．300～400个

E．400～500个

22. 在排卵时，卵细胞处于的时期为(　　)

A．初级卵母细胞第一次减数分裂前

B．初级卵母细胞第一次减数分裂后

C．次级卵母细胞第二次减数分裂中期

D．成熟卵泡时期

E．以上都不是

23. 一个初级卵母细胞最终形成成熟卵细胞的数目是(　　)

A．1个

B．2个

C．3个

D．4个

E．5个

24. 产生孕激素的结构是(　　)

A．颗粒黄体细胞

B．膜黄体细胞

C．卵泡腔

D．放射冠

E．卵泡膜外层

25. 子宫内膜的上皮是(　　)

A．单层扁平上皮

B．复层扁平上皮

C．单层立方上皮

D．单层柱状上皮

E．假复层纤毛柱状上皮

26. 人类排卵的时间大约是在月经周期的第(　　)

A．8天

B．12天

C．14天

D．18天

E．22天

27. 卵巢皮质结构中不含(　　)

A．卵泡

B．门细胞

C．白体

D．闭锁卵泡

E．黄体

28. 卵巢髓质结构中不含(　　)

A．血管

B．疏松结缔组织
C．淋巴管
D．平滑肌
E．基质细胞

29. 关于原始卵泡特点的叙述，错误的是(　　)
A．位于皮质浅部
B．体积较小
C．卵泡细胞周围是一层立方上皮
D．中央是初级卵母细胞
E．数量较多

30. 关于初级卵泡特点的叙述，错误的是(　　)
A．初级卵母细胞体积增大
B．卵泡细胞由单层扁平变为单层立方或多层
C．出现了透明带
D．出现了卵泡腔
E．出现了放射冠

31. 关于次级卵泡结构的描述，不正确的是(　　)
A．次级卵母细胞
B．放射冠
C．卵丘
D．粒层
E．卵泡腔

32. 下列说法错误的是(　　)
A．原始卵泡中的卵细胞是初级卵母细胞
B．初级卵泡中的卵细胞是初级卵母细胞
C．次级卵泡中的卵细胞是次级卵母细胞
D．成熟卵泡中的卵细胞是次级卵母细胞
E．闭锁卵泡中的卵细胞形态不规则或溶解消失

33. 在排卵过程中，从卵巢排出的组织结构不包括(　　)
A．颗粒层
B．卵泡液
C．放射冠
D．透明带
E．卵细胞

三、是非题

34. 卵巢的皮质内有发育不同阶段的卵泡、黄体及闭锁卵泡。

35. 卵巢从幼年开始，每28天有1个成熟卵细胞排出。

36. 卵泡由卵母细胞和卵泡细胞组成。

37. 透明带是初级卵母细胞与颗粒细胞进行物质交换的场所。

38. 卵母细胞的第二次减数分裂是在成熟卵泡期。

39. 次级卵泡中卵细胞是初级卵母细胞。

40. 颗粒黄体细胞能产生雌激素，而膜黄体细胞能产生孕激素。

41. 1个卵母细胞最终形成4个成熟卵细胞。

42. 子宫内膜的功能层既是月经期脱落的部位，又是胚泡植入部位。

43. 子宫内膜的增生期又称黄体期。

44. 妊娠时，子宫平滑肌纤维不仅明显增长，而且可分裂增生，使子宫肌层增厚。

四、名词解释

45. 卵泡
46. 透明带
47. 排卵
48. 妊娠黄体
49. 内膜颗粒细胞
50. 黄体
51. 放射冠
52. 月经周期

五、简答题

53. 简述卵泡发育和成熟的过程。

54. 简述成熟卵细胞的形成过程。

55. 试述黄体的形成、功能和转变。

56. 何为月经，是怎样产生的?

57. 试述子宫内膜的周期性变化与卵巢的关系。

参考答案

一、填空题

1. 单层扁平或立方　致密结缔组织　白膜　卵泡斑

2. 皮质　髓质　卵泡　黄体　闭锁卵泡　血管　淋巴管　神经

3. 卵母细胞　卵泡细胞　原始卵泡　初级卵泡　次级卵泡　成熟卵泡

4. 初级卵母细胞　次级卵母细胞　成熟卵细胞

5. 卵泡腔　卵丘　卵泡膜　粒层

6. 透明带　初级卵母细胞　卵泡细胞

7. 次级卵母细胞　透明带　放射冠

8. 颗粒黄体细胞　膜黄体细胞　颗粒细胞　卵泡膜内层　孕　雌

9. 妊娠黄体　6个月　月经黄体　14天

10. 内膜　肌层　外膜

11. 功能层　基底层　月经　增生

12. 月经期　增生期　分泌期　卵泡期　黄体期

二、选择题

13. B　14. C　15. E　16. B　17. D
18. E　19. A　20. C　21. E　22. C
23. A　24. A　25. D　26. C　27. B
28. E　29. C　30. D　31. A　32. C
33. A

三、是非题

正确：34、36、37、39、42、44

错误：35、38、40、41、43

四、名词解释

45. 卵泡是由中央的一个卵母细胞和周围的许多卵泡细胞组成，卵泡的发育分为原始卵泡、生长卵泡和成熟卵泡三个阶段。卵泡的发育从青春期开始，新生儿有70万～200万个，青春期时仅存4万个，至40～50岁时仅剩几百个。

46. 透明带是在初级卵泡时，初级卵母细胞与卵泡细胞之间出现了一层富含糖蛋白的嗜酸性膜，它是初级卵母细胞和颗粒细胞共同分泌的产物。这两种细胞的突起均伸入透明带内，有利于颗粒细胞将营养物质转送给卵母细胞，提供了二者进行物质交换的场所。

47. 排卵是指成熟卵泡破裂，次级卵母细胞以及透明带和放射冠随卵泡液自卵巢排出的过程。人类一生约排卵400～500个。排卵是有周期性的，人类约每28天一次，由双侧卵巢交替进行，每次只排1个卵细胞。一般在月经周期的14天左右排卵。排卵时，成熟卵泡增大，向卵巢表面突出，卵巢局部表面组织变薄、缺血，形成圆形透明的卵泡小斑，小斑被酶分解，卵泡膜外层的平滑肌收缩，卵与卵泡壁分离，小斑破裂，次级卵母细胞及透明带和放射冠细胞随卵泡液排出，经腹腔进入输卵管。

48. 妊娠黄体是指卵细胞受精后，黄体先后在黄体生成素和绒毛膜促性腺激素的作用下继续发育，体积增大，妊娠3个月时直径可达4～5cm，称妊娠黄体。妊娠黄体可保持4～6个月，以后退化为白体。妊娠黄体可分泌松弛素，使妊娠子宫平滑肌松弛，以维持妊娠。

49. 内膜颗粒细胞是分泌期子宫内膜的基质细胞分化而来。细胞体积较小，胞质内有分泌颗粒，能分泌松弛素，使子宫内膜更疏松，以适应胚泡植入和发育。如果妊娠，同时也使妊娠子宫平滑肌松弛，维持妊娠，使宫颈的平滑肌松弛，利于胎儿的娩出。

50. 黄体是指排卵后，卵泡颗粒层和卵泡膜向腔内塌陷，卵泡膜的结缔组织和毛细血管也深入粒层，在 LH 的作用下逐渐演化成具有分泌功能的细胞团，色黄。黄体可分为颗粒黄体细胞和膜黄体细胞。前者由颗粒细胞分化而来，分泌孕激素；后者由膜细胞演化而来，与颗粒黄体细胞协同作用，分泌雌激素。

51. 放射冠是指初级卵泡、次级卵泡及成熟卵泡最内层的卵泡细胞为柱状，呈放射状排列，受精时被精子顶体酶溶蚀，利于精子与卵细胞膜融合。

52. 月经周期是指自青春期开始，在卵巢分泌的雌激素和孕激素的周期性作用下，子宫内膜功能层发生周期性变化，即每 28 天左右发生一次内膜剥脱、出血、修复和增生的过程。它包括月经期、增生期和分泌期。

五、简答题

53. 原始卵泡（一个大的初级卵母细胞，一层扁平的卵泡细胞）发育成初级卵泡（初级卵母细胞变大，卵泡细胞变为立方形或多层）。初级卵泡发育成次级卵泡（初级卵母细胞核变大，出现卵泡腔、卵丘、放射冠和粒层，卵泡膜分化为内外两层）。次级卵泡发育成成熟卵泡（初级卵母细胞变大，核仁核膜消失，染色质形成染色体，完成了第一次减数分裂，产生了一个次级卵母细胞和第一极体）。

54. 分为三个阶段（初级卵母细胞、次级卵母细胞和成熟卵细胞）：①初级卵母细胞（经过第一次减数分裂）形成一个次级卵母细胞和第一极体。②次级卵母细胞受精后（经过第二次减数分裂）形成一个成熟的卵细胞和第二极体。③初级卵母细胞最终形成了一个成熟的卵细胞和三个极体。

55. 黄体的形成：卵泡排卵后，卵泡颗粒层和卵泡膜向腔内塌陷，卵泡膜的血管和结缔组织侵入粒层。黄体的功能和转变：颗粒黄体细胞产生孕激素；膜黄体细胞产生雌激素。月经黄体可维持 14 天，退化为白体；妊娠黄体可分泌松弛素，使子宫松弛，有利于维持妊娠，维持 6 个月后，也退化为白体。

56. 月经的概念：在卵巢激素的影响下，子宫内膜周期性剥脱，并随血液从阴道排出的过程。月经的产生：卵巢黄体退化→孕酮和雌激素骤然下降→子宫内膜螺旋动脉收缩→内膜缺血→内膜萎缩及坏死。螺旋动脉收缩后又突然扩张→毛细血管骤然充血和破裂→子宫内膜脱落出血。

57. 月经期的变化：卵巢黄体退化，孕激素和雌激素量骤然下降，引起子宫内膜脱落出血。增生期的变化：卵巢的卵泡迅速生长，分泌大量雌激素，使子宫内膜增生。分泌期的变化：卵巢排卵后黄体生成，产生大量的孕酮和雌激素，使子宫内膜继续增厚。

第十七章　人体胚胎学总论

习题

一、填空题

1. 人胚胎在母体子宫内的发育可分为______、______、______三个时期。

2. 精子的获能过程开始于______，完成于______，它使精子成为______和______均成熟的雄性配子。

3. 受精为人体胚胎发生发育的______。人卵受精发生在输卵管______。受精时间多发生在排卵后______小时内。

4. 精子穿越______和______的过程称顶体反应。

5. 受精标志着______的开始，它保证了物种的______，决定了新个体的______。

6. 随着胚泡的形成，______开始溶解。胚泡的壁由______构成，称______。胚泡腔一侧有一群大而不规则的______，称______，该处的滋养层称______。

7. 植入后，处于______期的子宫内膜进一步增厚，______丰富，腺体______；基质细胞体积增大，内含丰富的______和脂滴，称______，可营养早期胚胎。子宫内膜的这一系列变化称______。

8. 受精后第 8 天，上胚层细胞之间出现腔隙并逐渐扩大，称______，内储______；其底部由______构成。

9. 在内细胞群分化的同时，胚泡腔内逐渐填充有网状分布的______和细胞外基质，形成______。

10. 增殖的______细胞在原沟深部的上、下胚层之间，向周边迁移，一部分细胞形成一新的细胞层，称______，即______；另一部分细胞迁移至______，并逐渐置换了其内全部的细胞，形成______。

11. ______在脊索头侧和原条尾侧各留下一个______，使______和______紧密相贴呈膜状，分别称口咽膜和泄殖腔膜。

12. 构成______的外胚层细胞称神经外胚层。神经褶在胚体中段开始______，并向头、尾两段延伸，形成______。神经嵴是______的原基。

13. 神经管是______的原基，若前、后神经孔未封闭，则分别形成______和______。

14. 第 3 周末，中胚层的细胞在______两侧，由______向______依次增殖、分化成______、______和侧中胚层。

15. 胚内体腔由头端至尾端依次分化为______、______和______。

16. 胎膜由______、______、______、______和______构成。

17. 绒毛膜由______和其内面的胚外______（壁层）发育而成。绒毛状突起的表面为______，中央为______，共同构成初级绒毛干。

18. ______的中轴内含结缔组织和血管网，且与______的血管相通，其主干插入______，称固定绒毛。固定绒毛上形成的分支绒毛称______。细胞滋养层壳使______与______牢固连接。

19. 绒毛直接浸泡在含母体血液的______中，由此汲取营养物质、排除代谢产物，完成______间的物质交换。

20. 若滋养层细胞过度增生，绒毛中轴

的______变性水肿，血管消失，______呈大小不等的水泡状，整个胚胎发育不良，称______。若滋养层细胞发生癌变，称______。

21. 羊水由______分泌产生，又不断被胎儿______，被羊膜______。穿刺抽取羊水，可早期预测诊断______及某些______。分娩时，羊水可______宫颈，______产道。

22. 足月分娩时，羊水含量若少于______，称羊水过少，可见于胎儿______。若多于______，称羊水过多，常见于胎儿______。

23. 胚胎早期，由______从子宫蜕膜中吸收营养；继之，经______从______间隙中吸取营养；最后，通过______从胎盘中吸取营养。

24. 底蜕膜中的螺旋动脉及静脉开口于______，使______直接浸泡在盛有母体血液的______中，汲取营养物质并排出代谢产物。

25. 胎儿______及分支所含的______血，经______毛细血管与绒毛间隙内的______进行物质交换后，形成______血，经______返回到胎儿体内。

26. 胎盘屏障是胎儿血与母体血之间完成物质交换所经过的______，______与______并不直接相通。

27. 人绒毛膜促性腺激素（HCG）在妊娠______即可从孕妇______中测出，常用作______的指标之一。HCG 能促进卵巢内______生长发育，维持妊娠。

28. 双卵孪生的______、______及______差异，如同一般的亲兄弟姐妹，仅年龄相同。

29. 单卵孪生由于孪生儿的______相同，因此______相同，______酷似，体态、血型、组织相容性抗原等______相同，双方______时不会发生排斥反应。

二、选择题

30. 受精常发生在(　　)
   A. 腹腔
   B. 输卵管漏斗部
   C. 输卵管子宫部
   D. 输卵管壶腹部
   E. 子宫腔

31. 精子在女性生殖道内，其受精能力可维持(　　)
   A. 6 小时
   B. 12 小时
   C. 1 天
   D. 2 天
   E. 3 天

32. 卵原细胞的两次成熟分裂分别完成于(　　)
   A. 出生前和出生后
   B. 青春期前和青春期后
   C. 排卵时和受精前
   D. 排卵时和受精时
   E. 排卵前和受精时

33. 内细胞群外覆盖的滋养层称(　　)
   A. 合体滋养层
   B. 细胞滋养层
   C. 胚极滋养层
   D. 包蜕膜
   E. 壁蜕膜

34. 胚泡的结构是(　　)
   A. 胚泡腔、蜕膜、内细胞群
   B. 胚泡腔、胚泡液、内细胞群、蜕膜
   C. 内细胞群、胚泡腔、滋养层
   D. 滋养层、胚极滋养层、胚泡液、内细胞群
   E. 胚泡腔、胚泡液、滋养层

35. 关于蜕膜，下列哪项是错误的(　　)

A．植入后的子宫内膜
B．可分为包蜕膜、底蜕膜和壁蜕膜
C．分娩时脱落
D．随着胚胎发育底蜕膜和壁蜕膜合并，子宫腔消失
E．壁蜕膜参与胎盘的组成

36．与二胚层胚盘不符的是(　　)
A．形成于胚胎发育的第2周
B．构成人体胚胎发育的原基
C．为椭圆形细胞盘
D．决定了胚胎的背面、腹面
E．由内、外胚层构成

37．胚内中胚层来自(　　)
A．胚外中胚层
B．外胚层
C．滋养层
D．上胚层
E．下胚层

38．与神经管不符的是(　　)
A．来源于神经外胚层
B．其头、尾端有前神经孔和后神经孔
C．是中枢神经系统的原基
D．第4周末，前、后神经孔封闭
E．神经管的背外侧有纵行排列的神经嵴

39．胚内体腔形成于(　　)
A．间介中胚层
B．侧中胚层
C．胚外体腔
D．内胚层
E．体壁中胚层

40．体节将分化为(　　)
A．泌尿生殖系统的主要器官
B．体壁骨骼与骨骼肌
C．中轴骨胳、骨骼肌、真皮等
D．心包腔、胸膜腔和腹膜腔
E．内脏、消化系统、呼吸系统的平滑肌及结缔组织

41．外胚层可分化为(　　)
A．心包膜
B．咽至直肠消化管各段的上皮
C．甲状腺
D．表皮
E．真皮

42．内胚层可分化为(　　)
A．结缔组织、真皮
B．咽至直肠消化管各段的上皮
C．胸膜、腹膜
D．皮脂腺、汗腺上皮
E．腺垂体、神经垂体

43．与胎膜和胎盘不符的是(　　)
A．是胚胎发育过程中形成的附属结构
B．胎儿娩出后，其排出体外
C．对胚胎起到保护、营养等作用
D．参与胚体的形成
E．对胚胎的生长发育起作用

44．联体双胎不包括(　　)
A．寄生胎
B．纸样胎
C．畸胎瘤
D．胎内胎
E．头联体

45．胎盘不具备哪项功能(　　)
A．胎儿与母体进行物质交换
B．合成、分泌营养物质
C．内分泌作用
D．重要的屏障作用
E．保护作用

46．人胚初具人形的时间是(　　)
A．第1周
B．第2周
C．第4周
D．第6周
E．第8周

47. 早期妊娠的诊断通常测试(　　)

A. 孕妇血中的孕激素

B. 孕妇血中的绒毛膜促性腺激素(HCG)

C. 孕妇尿中的孕激素

D. 孕妇尿中的绒毛膜促性腺激素

E. 孕妇尿中的雌激素

48. 第7个月时维持妊娠的主要激素是(　　)

A. 卵巢分泌的孕激素

B. 妊娠黄体分泌的孕激素

C. 绒毛膜促性腺激素

D. 胎盘分泌的孕激素

E. 垂体分泌的黄体生成素

49. 与胎盘屏障作用不完全相符的是(　　)

A. 进行物质交换

B. 进行选择性通透

C. 是天然屏障

D. 阻止所有病毒、药物通过

E. 保护作用

三、是非题

50. 排卵后的次级卵泡细胞在输卵管壶腹部与精子相遇。

51. 精子带有的性染色体决定新个体的遗传性别。

52. 受精后的子宫内膜称蜕膜。

53. 上胚层与下胚层间夹有基膜。

54. 三胚层胚盘，构成人体胚胎发育的原基，且决定了胚胎的背面和腹面。

55. 脊索出现的一端为胚胎的尾端。

56. 至第3周末，均起源于上胚层的内、中、外三个胚层共同构成三胚层胚盘。

57. 第3周，在脊索的诱导下，其背侧中线处的外胚层增厚呈板状，称神经板。构成神经嵴的外胚层细胞称神经外胚层。

58. 间充质是来自中胚层的胚胎性结缔组织，可分化为结缔组织、肌组织等。

59. 间介中胚层随即形成左右对称的细胞团，称体节。

60. 胎盘由胎儿面的丛密绒毛膜与母体面的底蜕膜共同构成。

61. 绒毛膜由滋养层和其外面的胚外中胚层（壁层）发育而成，直接与子宫蜕膜接触。

62. 绒毛的血管直接浸泡在含母体血液的绒毛间隙中，完成胚胎与母体间的物质交换。

63. 妊娠中晚期羊水变稀薄，因含有胎儿的分泌物、排泄物及脱落上皮。

64. 胎儿血与母体血之间间隔有胎盘屏障，可进行选择性通透，完成物质交换。

65. 胎盘既是胎儿的营养器官，又是胎儿的呼吸和排泄器官。

66. 双卵孪生的性别、相貌及生理特性等差异，如同一般的亲兄弟姐妹，但遗传基因相同。

四、名词解释

67. 获能

68. 受精

69. 内细胞群

70. 植入

71. 蜕膜

72. 宫外孕

73. 胚盘

74. 三胚层胚盘

75. 体节

76. 间充质

77. 胎膜

78. 胎盘

79. 胎盘屏障

五、简答题

80. 简述受精的时间、部位、过程及生

理意义。

81. 试述二胚层胚盘的形成及意义。

82. 简述三胚层的分化。

83. 简述胎盘的形态结构和功能。

参考答案

一、填空题

1. 胚前期　胚期　胎期

2. 子宫　输卵管　结构　功能

3. 起始点　壶腹部　12～24

4. 放射冠　透明带

5. 新生命　延续性　性别

6. 透明带　单层细胞　滋养层　细胞内细胞群　胚极滋养层

7. 分泌　血液供应　分泌旺盛　糖原蜕膜细胞　蜕膜反应

8. 羊膜腔　羊水　上胚层

9. 星形细胞　胚外中胚层

10. 上胚层　胚内中胚层　中胚层　下胚层　内胚层

11. 胚内中胚层　圆形缺如　内胚层　外胚层

12. 神经板　愈合　神经管　周围神经系统

13. 中枢神经系统　无脑畸形　脊柱裂

14. 中轴线　内　外　轴旁中胚层　间介中胚层

15. 心包腔　胸膜腔　腹膜腔

16. 绒毛膜　羊膜　卵黄囊　尿囊　脐带

17. 滋养层　中胚层　合体滋养层　细胞滋养层

18. 三级绒毛干　胚体内　子宫蜕膜　游离绒毛　绒毛膜　子宫蜕膜

19. 绒毛间隙　胚胎与母体

20. 结缔组织　绒毛　葡萄胎　绒毛膜上皮癌

21. 羊膜上皮　吞饮　吸收　胎儿性别　先天性异常　扩张　冲洗

22. 500ml　无肾或尿道闭锁　2000ml　消化道闭锁或神经管发育异常

23. 滋养层　绒毛膜　绒毛　脐带

24. 绒毛间隙　绒毛　绒毛间隙

25. 脐动脉　静脉　绒毛　母体血　动脉　脐静脉

26. 天然屏障　胎血　母血

27. 第2周　尿　早孕诊断　黄体

28. 性别　相貌　生理特性

29. 遗传基因　性别　相貌　生理特性　器官移植

二、选择题

30. D　31. E　32. C　33. C　34. D

35. E　36. E　37. D　38. B　39. B

40. C　41. D　42. B　43. D　44. A

45. C　46. E　47. D　48. D　49. D

三、是非题

正确：51、53、56、57、58、60、61、64、65

错误：50、52、54、55、59、62、63、66

四、名词解释

67. 精子通过子宫、输卵管时，抑制精子释放顶体酶的作用被解除，致使精子获得了使卵子受精的能力，此过程称获能。

68. 精子与卵子结合成为受精卵的过程称为受精。

69. 内细胞群指位于胚泡腔一侧的一群大而不规则的细胞，与胚体的形成有关。

70. 植入指胚泡侵入子宫内膜的过程。植入始于受精后第5～6天，完成于第11～12天。

71. 植入后的子宫内膜称为蜕膜。

72. 宫外孕指胚泡植入在子宫以外的部位。

73. 受精后第 2 周，随着胚泡的植入，内细胞群增殖、分化而形成椭圆形细胞盘，称为胚盘。它构成人体胚胎发育的原基，因由两个胚层构成，又称二胚层胚盘。

74. 第 3 周末，由起源于上胚层的内、中、外三个胚层共同构成的胚盘称为三胚层胚盘。

75. 邻近脊索两侧的中胚层细胞增生形成两个细胞带，随即断裂成左右对称的细胞团，称为体节。

76. 间充质指来自中胚层的胚胎性结缔组织，其细胞呈星形，可分化为结缔组织、肌组织和心、血管、淋巴管等。

77. 胎膜是绒毛膜、羊膜、卵黄囊、尿囊和脐带的总称。

78. 胎盘由胎儿面的丛密绒毛膜与母体面的底蜕膜共同构成。

79. 胎盘屏障又称胎盘膜，指胎盘内胎儿血与母体血进行物质交换所通过的结构。由合体滋养层和细胞滋养层及基膜、绒毛内薄层结缔组织、绒毛内毛细血管的基膜及内皮共同构成。

五、简答题

80. 受精指精子与卵子结合成为受精卵的过程。受精多发生在排卵后 12～24 小时内。受精的部位多见于输卵管壶腹部。受精的过程包括：①顶体反应，即精子穿越放射冠和透明带的过程。精子获能后到达放射冠，其顶体释放顶体酶，溶蚀、分解放射冠，使精子穿越放射冠与透明带直接接触，并与透明带上的受体（ZP3）结合；到达透明带的精子，再次释放顶体酶，分解穿越透明带进入卵周隙。②精、卵细胞膜融合。进入卵周隙的精子头部与卵子的细胞膜相贴，随之两者的细胞膜融合，精子核及胞质进入卵子内。③单精入卵。精、卵细胞膜的融合，激发卵子内的皮质颗粒释放酶类入卵周隙，使 ZP3 受体结构改变，不再与其他精子结合即发生透明带反应，从而阻止其他精子入卵，保证人类为单精受精。④受精卵形成。精子的穿入激发次级卵母细胞完成第二次成熟分裂，形成一个成熟的卵子。同时，精、卵细胞核膨大形成雌原核和雄原核，雌、雄原核向细胞中部靠拢并融合，形成二倍体的受精卵。

受精的意义：受精标志着新生命的开始。受精保证了物种的延续性。受精使新生命既继承双亲的遗传特性又具有其本人特有的遗传性状。受精决定性别，精子带有的性染色体决定新个体的遗传性别。

81. 人胚发育的第 2 周初，随着胚泡的植入，内细胞群大量增殖，其中朝向胚泡腔侧的细胞分化为一层立方形细胞称下胚层，又称初级内胚层，而贴近滋养层侧的细胞分化为一层柱状细胞称上胚层，又称初级外胚层。上、下胚层间夹有基膜。约第 8 天，上胚层细胞间出现腔隙并渐扩大，内有羊水，称羊膜腔；该腔的底部由上胚层构成，周围及顶部包绕一层扁平的羊膜细胞，形成羊膜；由羊膜环绕羊膜腔形成的囊称羊膜囊。第 9 天，下胚层细胞迅速增殖，其外周部分向腹侧延伸包绕成一封闭的囊，称初级卵黄囊，其顶部由下胚层构成。初级卵黄囊很快退化，由次级卵黄囊即卵黄囊替代。到第 2 周末，上、下胚层紧密相贴形成椭圆形细胞盘，称胚盘，又称二胚层胚盘。它构成人体胚胎发育的原基，且决定了胚胎的背（上胚层侧）面、腹（下胚层侧）面。胚盘以外的部分将形成胚的附属结构。

82. 第 3 周，外胚层在脊索的诱导下，其在中线处形成神经板。神经板中轴处凹陷形成神经沟，沟两侧隆起的神经褶在胚体中段开始愈合，形成神经管。至第 4 周末，神经管头、尾端封闭；若未封闭，则分别形成无脑畸形和脊柱裂。神经管是中枢神经系统的原基，其头端膨大，将分化为脑、松果体、神经垂体和视网膜等；其尾端较细，将分化为脊髓。同时，神经板外侧缘的部分细胞迁移到神经管的背侧形成神经嵴，它是周围神经系统的原基，以后分化为脑神经节、脊神经节和植物神经节及肾上腺髓质的嗜铬细胞。覆盖在胚体表面的外胚层，将分化为表皮及皮肤附属器官、晶状体、内耳膜迷路、角膜上皮、味觉上皮、口腔和鼻腔及肛门的上皮等。第3周末，中胚层细胞增殖，在中轴线两侧由内向外依次分化成轴旁中胚层、间介中胚层和侧中胚层。它们分别分化为中轴骨胳、骨骼肌、真皮等，分化为泌尿生殖系统的主要器官，参与体壁骨骼与骨骼肌的形成，参与内脏平滑肌及结缔组织的形成，心包腔、胸膜腔和腹膜腔的形成。间充质可分化为结缔组织、肌组织和心、血管、淋巴管等。内胚层随着胚盘的卷折被卷入胚体内，形成原始消化管，将分化为消化系统及呼吸道和肺的上皮，中耳、膀胱、甲状腺等器官的上皮。

83. 足月胎儿的胎盘呈圆盘状，中央厚、边缘薄，平均厚度2.5 cm，直径15 ~ 20cm，重约500g。胎盘的胎儿面被覆有羊膜，表面光滑；中央或近中央处有脐带附着，透过羊膜可见以脐带附着处为中心呈放射状走行的脐血管分支。母体面粗糙，为剥离后的底蜕膜，可见15 ~ 30个稍突起的胎盘小叶。胎盘由胎儿面的丛密绒毛膜与母体面的底蜕膜共同构成。胎儿面的羊膜深部为滋养层和胚胎性结缔组织构成的绒毛膜板，绒毛膜板发出40 ~ 60个固定绒毛，借细胞滋养层壳固定于底蜕膜上；每个绒毛干又分支形成若干细小的游离绒毛，脐血管的分支经绒毛干到达游离绒毛内形成毛细血管。底蜕膜中血管开口于绒毛间隙，使绒毛直接浸泡在盛有母体血液的绒毛间隙中。胎盘小叶由1 ~ 4个绒毛干及其分支构成，小叶之间有从底蜕膜发出的楔形小隔，称胎盘隔；其远端呈游离状态，使胎盘小叶间相互连通。胎盘屏障（胎盘膜）是胎儿血与母体血之间进行物质交换所经过的天然屏障，它由合体滋养层和细胞滋养层及基膜、绒毛内薄层结缔组织、绒毛内毛细血管的基膜及内皮构成。可进行选择性通透，完成物质交换。但某些药物、病毒和激素等可透过胎盘屏障进入胎儿体内。胎盘的合体滋养层可分泌多种激素，对胚胎的发育起重要作用。主要有：①人绒毛膜促性腺激素（HCG），能促进卵巢内黄体生长发育，维持妊娠。②人胎盘催乳素（HPL），可促进母体乳腺及胎儿的生长发育。③人胎盘孕激素（HPL）和人胎盘雌激素（HPE），可替代母体卵巢孕激素和雌激素的功能，维持妊娠。

第十八章　胚胎学各论

习题

一、填空题

1．颜面由______、______和______五个突起形成。

2．唇裂形成原因是______与______未愈合所致，有______和______两种类型。

3．肝憩室是由前肠末端腹侧壁的______增生形成，其头支发育为______，尾支发育为______和______。

4．当胚体卷折成圆柱体时，卵黄囊顶部的______被包卷入胚体内，形成头尾方向的管，称______。该管分为三部分，分别称______、______和______；该管的头端有______膜封闭，尾端有______膜封闭，中段与卵黄囊相连部分变细成为______。

5．中肠发育中，由于腹腔内______和______同时发育，中肠袢被挤入脐带的______，形成胚胎的______。

6．中肠袢头支形成______和______大部，中肠袢尾支形成______、______和______。

7．中肠袢进入脐腔先以______为轴，______方向旋转______；肠袢向腹腔退回时，______方向再旋转______。

8．泄殖腔被______分隔为背、腹两份，腹侧份为______，主要发育为______和______；背侧份为______，发育为______和______。

9．喉气管憩室尾端生长，末端增大并分成左右两支，称______，它分化为______及肺内______和______。

10．透明膜病又称______，是由于______细胞分化不良，不能产生______，致使肺泡不张，引起呼吸困难。

11．尿生殖嵴由______的组织增生形成，此嵴很快分成两部分：内侧为______，是______发生的原基；外侧为______，是______发生的原基。

12．人的肾脏发生可经历______、______和______三阶段，最终只有______成为成体的肾脏。人胚前肾存在短暂，发生后随即退化消失，但______则向尾侧延伸成为______。中肾在胚胎期可能有短暂的功能活动，当______发生后，中肾即退化，仅留______及其尾端少量的______演变为男性生殖管道。

13．后肾起源于______和______。

14．多囊肾是由于______和______未接通，______内的尿液集聚所致。

15．生殖系统的发生可分为______和______两个阶段。

16．在胚体发育过程中，未分化生殖腺向睾丸分化的决定因素是性染色体为XY，Y染色体短臂上有______。在它的影响下，初级性索与表面上皮分离，伸入生殖腺的深部形成细长弯曲的______，末端吻合成______。生殖腺上皮下方的间充质形成______，生精小管之间的间充质分化为睾丸间质和______细胞，并分泌______。

17．若胚胎的性染色体为______时，未分化生殖腺向卵巢分化，早期的初级性索退化，由表面上皮形成新的生殖腺索，称______，后约于第16周分隔成许多圆形的细胞团，即______，细胞团中央的卵原细胞由______细胞分化而成。

18. 性未分化阶段胚胎都有______和______两套生殖管道。若生殖腺发育为睾丸，______和______发育，形成______；若生殖腺分化为卵巢，______继续发育，头段发育成______，尾段左右融合形成______和______。

19. 先天性腹股沟疝是由于______与______之间通道未闭所致。

20. 人胚第2周末，卵黄囊壁的______细胞聚集成细胞团，形成______。后者中央的细胞变圆，形成______，周围的细胞形成______。

21. 由于心管各部生长的速度不等，使心管发生三个膨大，从头至尾依次为______、______和______。

22. 人胚第4周末，房室管的心内膜组织增生形成______垫，将房室管分隔成左右______孔。孔周围心内膜组织局部增生，形成______瓣，右侧为______瓣，左侧为______瓣。

23. 人胚第5周末，第1房间隔的右侧长出______，它的下缘与心内膜垫间留一孔，称______。出生前，血液经此孔从______房流入______房，但不能倒流。

24. 人胚第4周末，在心室底壁的心尖处形成半月形的肌性隔膜，称______部，此隔向心内膜垫的方向生长，与心内膜垫间留有一孔，称______，此孔是由左右______及______形成的______封闭。

25. 人胚第5周时，心球和动脉干的内膜组织增生，形成了两条相对的嵴，分别称______和______，两条嵴在中线融合成一条螺旋形的隔膜，称______。此隔在心球和动脉干内分隔出两条管道，称______和______。

26. 胎儿血循环的特点有：胎儿有通向胎盘的______和______；肝内有一条______；房间隔上有______。血液可以由______直接流向______；肺动脉和主动脉之间有一条______相连。

27. 房间隔缺损常见为卵圆孔未闭，是由于______太小，或者______过大，致使卵圆孔不能被完全遮盖所致。

28. 心球与动脉干分隔异常时，常可致______畸形，这种畸形包括有______、______、______和______四种缺陷。

29. 神经系统起源于______，由______和______分化而成。

30. 套层为由______和______构成的一层细胞层，此层的两种细胞能分化为______和______。套层的______长出突起，伸至套层的外侧，与随之迁出的______细胞一起形成______层。

二、选择题

31. 关于颜面的形成哪项是错误的(　)

A. 早期颜面由围绕口凹的五个突起组成
B. 与鼻和口的发育密切相关
C. 由两侧向正中方向发展
D. 参与形成颜面的主要是第1、2鳃弓
E. 参与形成颜面的主要是额鼻突、左右上颌突、左右下颌突

32. 唇裂形成的原因是(　)

A. 上颌突与同侧的外侧鼻突未愈合
B. 下颌突与同侧的内侧鼻突未愈合
C. 上颌突与同侧的内侧鼻突未愈合
D. 正中腭突与同侧外侧鼻突未愈合
E. 下颌突与同侧的外侧鼻突未愈合

33. 关于胃的发生哪项错误(　)

A. 胃背侧缘生长快形成大弯，腹侧缘生长慢形成小弯
B. 胃大弯由背侧转向右侧，小弯由

腹侧转向左侧

C. 胃大弯头端生长快，膨大为胃底

D. 胃背系膜形成网膜囊

E. 胃的位置是左上右下的斜方位

34. 关于原始消化管发生的描述，下列哪项错误(　　)

A. 原始消化管是由卵黄囊顶部内胚层在胚体内形成头尾方向的管

B. 原始消化管分为前肠、中肠和后肠三部分

C. 前肠头端由口咽膜封闭

D. 后肠尾端由泄殖腔膜封闭

E. 中肠与卵黄囊相连的部分变细成为体蒂

35. 关于泄殖腔的演变哪项错误(　　)

A. 由尿直肠隔分隔成背、腹两份

B. 腹侧份为尿生殖窦

C. 背侧份为原始直肠

D. 腹侧份分化为外生殖器

E. 背侧份分化为直肠和肛管上段

36. 中肠袢在脐带内旋转时围绕的结构是(　　)

A. 脐静脉

B. 脐动脉

C. 肠系膜上动脉

D. 肠系膜下动脉

E. 卵黄动脉

37. 尿直肠隔起源于(　　)

A. 泄殖腔与尿囊间的间充质

B. 泄殖腔与尿生殖窦之间的间充质

C. 后肠与尿囊之间的间充质

D. 直肠与尿囊之间的间充质

E. 卵黄囊与尿囊之间的间充质

38. 由肝憩室演变而来的结构不包括(　　)

A. 肝板

B. 小叶间胆管及肝管

C. 胆囊和胆囊管

D. 胰管

E. 胆小管

39. 下列关于脐瘘的描述哪项是错误的(　　)

A. 是由于卵黄蒂未退化造成的

B. 脐与肠管之间有瘘管相通

C. 胎儿出生后有粪便从脐漏出

D. 脐瘘的位置是在回肠上

E. 脐瘘是由于脐腔未闭锁所致

40. 先天性脐疝形成的原因是(　　)

A. 卵黄蒂未退化

B. 脐腔未闭锁

C. 卵黄囊基部退化

D. 尿囊未退化

E. 肠未从脐腔返回腹腔

41. 回肠憩室产生的原因是(　　)

A. 卵黄囊未退化，残留一囊状突起

B. 尿囊未退化，残留一囊状突起

C. 卵黄蒂退化不全，残留一囊状突起

D. 脐腔未闭，残留一囊状突起

E. 尿囊基部未退化，残留一囊状突起

42. 关于喉气管憩室的发生及演变，下列哪项错误(　　)

A. 喉气管憩室是由喉气管沟变深形成的

B. 喉气管沟是咽底壁正中发生的一个纵沟

C. 喉气管憩室是从咽顶壁发生的

D. 喉气管憩室开口于咽

E. 喉气管憩室头端发育为喉，中段发育为气管，末端形成左右肺芽

43. 后肾起源于(　　)

A. 前肾末端的输尿管芽和生肾索末端的生后肾组织

B. 中肾管尾端的输尿管芽和生殖嵴的生后肾组织

C．中肾管尾端的输尿管芽和中肾嵴的生后肾组织

D．中肾旁管末端的输尿管芽和生肾索的生后肾组织

E．中肾旁管末端的输尿管芽和生殖嵴的生后肾组织

44．输尿管芽发生于(　　)

A．泄殖腔

B．尿生殖窦

C．中肾旁管

D．中肾管

E．生后肾组织

45．生后肾组织发生于(　　)

A．尿生殖嵴内侧

B．中肾管

C．中肾嵴

D．中肾旁管

E．生肾索

46．生后肾组织演变的结构哪项不正确(　　)

A．肾小囊

B．细段

C．远端小管

D．弓形集合小管

E．近端小管

47．泌尿小管来源于不同的两种结构，其连接处在(　　)

A．肾小体近端小管曲部

B．近端小管直部与细段

C．细段与远端小管直部

D．远端小管曲部与弓形集合小管

E．弓形集合小管与集合管

48．原始生殖细胞来源于(　　)

A．卵黄囊壁的胚外中胚层

B．尿囊壁的内胚层

C．卵黄囊壁的内胚层

D．生殖腺嵴表面上皮

E．初级性索

49．未分化性腺的初级性索发生于(　　)

A．卵黄囊壁的胚外中胚层

B．尿囊内胚层

C．生殖腺嵴表面上皮

D．次级性索

E．卵黄囊内胚层

50．关于睾丸发生哪项错误(　　)

A．初级性索演化成生精小管、直精小管和睾丸网

B．生精小管细胞间的间充质分化成睾丸间质细胞

C．生精小管的支持细胞和精原细胞均由初级性索分化而来

D．睾丸发生时位置高，后来下降入阴囊内

E．生精小管与表面上皮间的间充质形成白膜

51．关于卵巢发生，错误的一项是(　　)

A．分化比睾丸晚

B．初级性索不退化

C．卵泡细胞由次级性索分化而来

D．卵原细胞由原始生殖细胞分化而来

E．出生时卵巢内已无卵原细胞

52．未分化生殖腺向睾丸分化的决定因素是(　　)

A．胚胎细胞的性染色体为 XY 时

B．原始生殖细胞膜上无 X－Y 抗原

C．生殖腺细胞的染色体组型为 46，XX

D．初级性索细胞膜上有雄激素受体

E．原始生殖细胞膜上有雄激素受体

53．原始卵泡来源于(　　)

A．尿生殖窦

B．中肾小管

C．中肾旁管

D．次级性索

E．生殖腺嵴

54．能分泌抗中肾旁管激素的细胞是（　　）

A．卵巢的卵泡细胞

B．睾丸的精原细胞

C．睾丸的支持细胞

D．卵巢的卵原细胞

E．睾丸的间质细胞

55．先天性腹股沟疝是由于（　　）

A．睾丸未下降

B．鞘膜腔过大

C．腹膜腔与睾丸鞘膜腔之间的通道未闭合

D．睾丸鞘膜腔未消失

E．鞘膜腔过小

56．中肾旁管下段未合并所引起的畸形是（　　）

A．双输尿管

B．隐睾症

C．阴道闭锁

D．半阴阳

E．双子宫

57．早期心管出现三个膨大部，使心管由头端至尾端依次为（　　）

A．心球、心房和心室

B．心球、心室和心房

C．动脉干、心球、心房和静脉窦

D．心室、心房和心球

E．动脉干、心动脉球和心室

58．关于血岛的描述中，哪一项错误（　　）

A．最初从卵黄囊壁的胚外中胚层发生

B．随后也可由羊膜体蒂的胚外中胚层发生

C．是血管和原始造血干细胞的原基

D．周边的细胞形成内皮细胞

E．中央的细胞成为造血干细胞

59．胚胎最早具有功能的系统是（　　）

A．消化系统

B．心血管系统

C．呼吸系统

D．泌尿系统

E．神经系统

60．心内膜垫位于（　　）

A．心球

B．心室

C．心房

D．房室管

E．静脉窦

61．心房分隔时，第1房间孔位于（　　）

A．第1房间隔头端

B．第2房间隔与心内膜垫之间

C．动脉球嵴与心内膜垫之间

D．第1房间隔与心内膜垫之间

E．第1房间隔与室间隔之间

62．参与心房分隔的结构有（　　）

A．第1房间隔和第2房间隔

B．房间隔和心内膜垫

C．房间隔和动脉干嵴

D．房间隔和室间隔膜部

E．房间隔和心球嵴

63．参与室间隔膜部形成的结构有（　　）

A．第1房间隔和第2房间隔

B．心内膜垫和左右心球嵴

C．半月瓣基部未分化的结缔组织

D．房室瓣基部未分化的结缔组织

E．心球和心内膜垫

64．关于胎儿血循环，哪项不正确（　　）

A．脐动脉血经静脉导管注入下腔静脉

B．下腔静脉血是混合性的

C. 下腔静脉血进入右心房，大部分经卵圆孔入左心房

D. 下腔静脉中静脉血与上腔静脉中的血液混合入右心室

E. 肺动脉大部分血经动脉导管注入降主动脉

65. 胎儿出生后心血管系统的变化不包括(　　)

A. 右心房血压下降

B. 左心房血压升高

C. 肺循环血流量增多

D. 卵圆孔关闭

E. 动脉导管开放

66. 出生后血循环发生变化的主要原因是(　　)

A. 动脉导管闭锁

B. 静脉导管闭锁

C. 卵圆孔关闭

D. 左右心房不再相通

E. 胎盘血循环中断和肺呼吸的开始

67. 法洛四联症的缺陷不包括(　　)

A. 主动脉骑跨

B. 右心室肥大

C. 室间隔缺损

D. 肺动脉狭窄

E. 左心室肥大

68. 早期的神经管的上皮为(　　)

A. 假复层柱状上皮

B. 单层柱状上皮

C. 单层立方上皮

D. 复层柱状上皮

E. 假复层纤毛柱状上皮

69. 胚胎早期的神经管由内向外依次为(　　)

A. 室管膜层、套层、边缘层

B. 套层、边缘层、室管膜层

C. 边缘层、套层、室管膜层

D. 室管膜层、边缘层、套层

E. 套层、室管膜层、边缘层

70. 脑脊液生成和吸收不平衡可导致(　　)

A. 脊柱裂

B. 脊髓裂

C. 积水

D. 无脑儿

E. 脑膨出

三、是非题

71. 颜面是由额鼻突、左右上颌突及左右下颌突形成的。

72. 口凹即原始口腔，它的底是由三个胚层直接相贴而成的口咽膜与原始消化管隔开。

73. 唇裂是由于上颌突与同侧的内侧鼻突未愈合所致。

74. 肠袢发育过程中先后以肠系膜上动脉为轴顺时针旋转 270°。

75. 肝憩室是前肠末端腹侧壁内胚层上皮增生形成的一个囊状突起，是肝、胰及胆的原基。

76. 脐瘘是因卵黄囊未退化，使肠管与脐相通，出生后肠管内容物可由脐溢出。

77. 在输尿管芽的诱导下，中肾管细胞分化形成生后肾组织。

78. 多囊肾是因为远端小管未与集合小管相连通所致，使肾小管内尿液集聚，在肾内形成许多大小不一的囊泡。

79. 在初级性索内有源于卵黄囊顶部胚外中胚层的大而圆的原始生殖细胞。

80. 胎儿期的卵原细胞在出生前已分化为初级卵母细胞，并停留于第一次有丝分裂前期。

81. 无论男性或女性都先后形成两对生殖管道，即中肾管和中肾旁管。

82. 血岛是由卵黄囊壁的胚外中胚层细胞增殖分化而成的间充质细胞团或细胞索。

83．第 2 房间隔与心内膜垫之间的孔称第 2 房间孔。

84．室间孔由来自左右心球嵴及心内膜垫的室间隔肌部封闭。

85．眼的各部分是由视杯、视柄、晶状体泡及它们周围的间充质分化形成的。

四、名词解释

86．鳃弓

87．咽囊

88．回肠憩室

89．尿生殖嵴

90．生后肾组织

91．输尿管芽

92．初级性索

93．血岛

94．心内膜垫

95．卵圆孔

五、简答题

96．请叙述人胚颜面形成过程。

97．原始消化管是怎样发生的，它的各段如何分化？

98．试述后肾的发生，及多囊肾形成的原因。

99．试述心房内部分隔过程。

100．试述胎儿血循环的特点及出生后的变化。

参考答案

一、填空题

1．额鼻突　左右上颌突　左右下颌突

2．上颌突　同侧内侧鼻突　单侧唇裂　双侧唇裂

3．内胚层　肝　胆囊　胆囊管

4．内胚层　原始消化管　前肠　中肠　后肠　口咽　泄殖腔　卵黄囊

5．肝　肾　脐腔　生理性脐疝

6．空肠　回肠　升结肠　横结肠　乙状结肠

7．肠系膜上动脉　逆时针　90°　逆时针　180°

8．尿生殖隔　尿生殖窦　膀胱　尿道　原始直肠　直肠　肛管上段

9．肺芽　左右支气管　支气管树　肺泡

10．呼吸窘迫综合征　肺泡Ⅱ型上皮　表面活性物质

11．生肾索　生殖腺嵴　生殖腺　中肾嵴　肾脏

12．前肾　中肾　后肾　后肾　前肾管　中肾管　后肾　中肾管　中肾小管

13．输尿管芽　生后肾组织

14．远端小管　集合小管　肾小管

15．性未分化期　性分化期

16．组织相容性 Y 抗原基因　生精小管　睾丸网　白膜　睾丸间质　雄激素

17．XX　次级性索　原始卵泡　原始生殖

18．中肾管　中肾旁管　中肾管　中肾小管　男性生殖管道　中肾旁管　输卵管　子宫　阴道穹窿部

19．腹腔　鞘膜腔

20．胚外中胚层　血岛　造血干细胞　内皮细胞

21．心球　心室　心房

22．心内膜　房室　心瓣膜　三尖　二尖

23．第 2 房间隔　卵圆孔　右心　左心

24．室间隔肌　室间孔　心球嵴　心内膜垫　室间隔膜部

25．心球嵴　动脉干嵴　主动脉肺动脉隔　升主动脉　肺动脉干

26．脐动脉　脐静脉　静脉导管　卵圆孔　右心房　左心房　动脉导管

27．卵圆孔瓣　卵圆孔

28．法洛四联症　肺动脉狭窄　主动脉骑跨　室间隔缺损　右心室肥大

29．神经外胚层　神经管　神经嵴

30．成神经细胞　成神经胶质细胞　神经元　神经胶质细胞　神经元　神经胶质边缘

二、选择题

31．D　32．C　33．B　34．E　35．D
36．C　37．C　38．D　39．E　40．B
41．C　42．C　43．C　44．D　45．C
46．D　47．D　48．C　49．C　50．C
51．B　52．A　53．D　54．C　55．C
56．E　57．B　58．B　59．B　60．D
61．D　62．A　63．B　64．A　65．E
66．E　67．E　68．A　69．D　70．C

三、是非题

正确：71、73、76、78、81、82、85

错误：72、74、75、77、79、80、83、84

四、名词解释

86．人胚第4周，头部两侧的间充质增生，形成背腹排列的柱状隆起，称鳃弓。鳃弓外表面被覆体表外胚层，中轴为间充质，内表面为咽囊内胚层，共有6对。主要参与颜面的形成。

87．前肠头端膨大，形成背腹扁平、漏斗状的原始咽，在咽的两侧向外伸出囊状突起称咽囊。咽囊有5对，与其外侧的鳃沟相对。

88．回肠憩室又称麦克尔憩室，是残留在回肠壁上的一个盲囊。此畸形是由于卵黄蒂根部退化不全形成的。

89．胚胎第4周，间介中胚层形成左右两条纵行的生肾索。生肾索增生形成由体壁向腹腔突起的纵行隆起，即尿生殖嵴。然后，尿生殖嵴上出现一条纵沟，将嵴分成内外两部分，内侧部为生殖腺嵴，是生殖腺和生殖管道的原基；外侧部为中肾嵴，是中肾和后肾发生的原基。

90．生后肾组织是在输尿管芽的诱导下，由中肾嵴细胞分化而成，与输尿管芽共同分化形成后肾。由输尿管芽分化形成的集合小管的分支末端诱导生后肾组织增生呈帽状，包在集合小管的盲端上。帽状的生后肾组织逐渐分化成“S”形小管，一端与集合小管盲端通连，另一端膨大凹陷成肾小囊，并与肾动脉的毛细血管球共同形成肾小体。“S”形小管延伸形成肾小管各段，与肾小体组成肾单位。

91．输尿管芽是由左右中肾管末端近泄殖腔处向背外侧长出的一对盲管，它与生后肾组织共同分化形成后肾。输尿管芽向胚头侧生长，其尾端形成输尿管，头端膨大反复分支形成肾盂、肾盏和集合小管。集合小管的末端可以诱导生后肾组织形成肾单位。

92．生殖腺嵴表面上皮增生，伸入下方的间充质内，形成上皮细胞索，称初级性索，与来源于卵黄囊内胚层的原始生殖细胞构成未分化性腺。若胚胎细胞性染色体为XY时，初级性索与表面上皮分离，伸入生殖腺的深部，形成生精小管、直精小管和睾丸网；若无Y染色体，初级性索则退化。

93．人胚第2周末，卵黄囊壁的胚外中胚层细胞聚集成细胞团，称血岛。血岛是原始血管和原始血细胞的原基。血岛中央的细胞变圆，形成造血干细胞，周围的细胞形成血管内皮细胞，相邻血管内皮细胞互相连接，形成原始的毛细血管网。

94．人胚第4周末，房室管的心内膜组织增生形成背侧和腹侧的心内膜垫，二者融合后将房室管分成左右房室孔。另外，心内膜垫与左右心球嵴还参与形成室间隔膜部，

封闭室间孔。

95．第5周末，在第1房间隔的右侧，从心房的头端腹侧壁上又发生一镰状膜，称第2房间隔，其下端与心内膜垫间留有一卵圆形孔，称卵圆孔。出生前，右心房的血液经此孔直接流入左心房，出生后此孔由卵圆孔瓣膜封闭；若出生后未闭合，则形成房间隔缺损，是常见的心脏畸形。

五、简答题

96．颜面形成：颜面是由额鼻突、左右上颌突及左右下颌突五个隆起融合而成。五个隆起之间的凹陷为口凹，即原始口腔，口凹的底为口咽膜。第4周末，额鼻突下缘两侧的外胚层细胞增生，形成左右鼻板，鼻板中央凹陷形成鼻窝，鼻窝周围的间充质增生，分别形成内侧鼻突和外侧鼻突。以后，左右上颌突向中线生长，先后与外侧鼻突和内侧鼻突愈合。上颌突与同侧的内侧鼻突愈合，形成上颌和上唇的外侧部；左右内侧鼻突愈合，形成人中和上唇的中部；左右外侧鼻突形成鼻的外侧壁和鼻翼；额鼻突下缘正中部分形成鼻尖和鼻梁；左右下颌突在中线愈合，形成下唇和下颌；眼最初位于额鼻突的外侧，随着脑与颅的增大及上颌与鼻的形成，两眼向中央靠近。至第2月末，颜面初具人形。

97．人胚第3周，胚盘向腹侧卷折，卵黄囊顶部的内胚层被包卷形成头尾方向的原始消化管，分前肠、中肠和后肠三部分。前肠的头端有口咽膜封闭，后肠的尾端有泄殖腔膜封闭，中肠与卵黄囊之间相连的部分变细，称为卵黄蒂。其各段分化如下：前肠分化为咽、食管、胃、十二指肠的上段、肝、胆、胰以及喉以下的呼吸系统；中肠分化为从十二指肠中段至横结肠右2/3部的肠管；后肠分化为从横结肠左1/3部至肛管上段的肠管。

98．后肾于第5周开始发生，它起源于输尿管芽和生后肾组织。输尿管芽是左右中肾管近泄殖腔处向背外侧长出的一对盲管，它反复分支，逐渐演变成输尿管、肾盂、肾盏和集合小管，集合小管的末端诱导生后肾组织形成肾单位。生后肾组织是生肾索尾端的中胚层组织，每个集合小管的分支末端诱导生后肾组织呈帽状增生，附于集合小管的盲端上，并逐渐分化形成“S”形小管，一端与集合小管的盲端通连，另一端膨大凹陷形成肾小囊，并与伸入囊内的毛细血管球共同组成肾小体。“S”形小管延伸形成肾小管各段，与肾小体组成肾单位。若远端小管与集合小管发育异常，二者未能接通，使尿液在肾小管内积聚，而致肾功能异常，称多囊肾。

99．人胚第4周末，在心房头端背侧壁的正中线处发生一个镰状薄膜，称第1房间隔，它向心内膜垫伸延，其尾缘与心内膜垫之间留有一孔，称第1房间孔。此孔以后逐渐闭合，在该孔封闭之前，于第1房间隔的上部中央又出现一孔，称第2房间孔。同时，在第1房间隔的右侧又发生一个镰状膜，称第2房间隔，它也向心内膜垫方向生长，其上部正好遮盖第2房间孔，且与心内膜垫之间也留有一孔，称卵圆孔。第1房间隔的下部恰好遮盖卵圆孔，成为卵圆孔瓣膜。出生前，由于右心房的压力大于左心房，由下腔静脉进入右心房的血液大部分经卵圆孔流入左心房，但不能倒流。出生后，由于肺循环的建立，左心房内压力大于右心房，压迫卵圆孔瓣，使其与第2房间隔愈合，形成完整的房间隔。

100．胎儿血液循环的特点包括：①有通向胎盘的脐动脉和脐静脉；②肝内有静脉导管；③房间隔上有卵圆孔；④肺动脉和主动脉之间有动脉导管。

胎儿出生后血液循环的变化：①脐动脉

大部分闭锁为脐外侧韧带，近侧端保留为膀胱上动脉；②脐静脉（腹腔内部分）闭锁，成为肝圆韧带；③肝的静脉导管闭锁成为静脉韧带；④动脉导管闭锁为动脉韧带；⑤肺呼吸使肺静脉血液回流增多，左心房压力增高，卵圆孔瓣膜紧贴第二房间隔，使卵圆孔闭锁。

第十九章　先天性畸形

习题

一、填空题

1. 先天性畸形是由胚胎发育______而导致的、以______异常为主要特征的______缺陷。

2. 先天性畸形中，因遗传因素导致的畸形占______，它包括______和______。

3. 基因突变指______上基因的碱基组成或______顺序发生变化，染色体组型______，染色体外形______。基因突变所致的遗传病主要表现在微观结构或功能方面。

4. 由环境因素引起的先天性畸形多见于______、______、______、______等。

5. 胚期的胚胎细胞分裂、分化______，代谢______受到致畸因子的干扰，______是胚胎全部发育过程中的______。

6. 胎儿期对______的敏感性降低，致畸因子多影响______结构和功能，一般无______水平的畸形。

7. 不同______作用于胚胎有______的致畸敏感期。

8. 感染______病毒、______病毒等，对人类胚胎有致畸作用。

二、选择题

9. 各种先天性畸形中，最常见的原因是(　　)

A．遗传因素

B．遗传因素与环境因素共同作用

C．环境因素

D．吸烟、酗酒

E．基因突变

10. 大多数器官的致畸敏感期在人胚胎发育的(　　)

A．第2~4周

B．第3~5周

C．第2~4个月

D．第4~8周

E．第3~4个月

11. 致畸敏感期(　　)

A．与致畸因子的作用强度有关

B．与胚胎的遗传特性有关

C．与该发育阶段胚胎细胞的分裂速度有关

D．与胚胎分化程度密切相关

E．以上均是

12. 属于致畸因子的是(　　)

A．酒精及香烟中的尼古丁

B．各种射线

C．风疹病毒

D．多数抗肿瘤药物

E．以上均是

13. 胚胎的基因型(　　)

A．属遗传因素

B．在种间及个体间均有差异

C．可导致胚胎发育异常

D．决定胚胎对致畸因子的易感程度

E．以上均是

三、是非题

14. 各器官原基的发生和分化时间不同步，使致畸敏感期有一定的差别。

15. 致畸因子的作用强度与胚胎的遗传特性有关，与该发育阶段胚胎细胞的分裂速度有关。

16. 酒精及香烟中的尼古丁不能经孕妇体内直接影响胚胎的正常发育，而是因父亲精子异常而影响胚胎神经系统的发育。

17. 药物性致畸因子不能穿过胎盘屏障直接影响胚胎发育，而是通过影响母体正常代谢（发热、酸中毒、缺氧等），损伤胎盘屏障，诱发胚胎发育异常。

18. 基因突变所致的遗传病主要表现在微观结构或功能方面，如先天性睾丸发育不全（47，XXY）。

四、名词解释

19. 先天性畸形

20. 致畸敏感期

五、简答题

21. 简述先天性畸形的形成原因。

22. 如何理解致畸敏感期？

23. 试述先天性畸形的预防措施。

参考答案

一、填空题

1. 紊乱　形态结构　出生

2. 25%　染色体畸变　基因突变

3. 染色体　排列　不变　未见异常

4. 生物性致畸因子　化学性致畸因子　物理性致畸因子　致畸性药物

5. 活跃　旺盛　极易　致畸敏感期

6. 致畸因子　组织　器官

7. 致畸因子　各自不同

8. 风疹　巨细胞或单纯疱疹

二、选择题

9. B　10. D　11. E　12. E　13. E

三、是非题

正确：14、15

错误：16、17、18

四、名词解释

19. 先天性畸形指由胚胎发育紊乱而导致的、以形态结构异常为主要特征的出生缺陷。其发生原因是多方面的，与遗传因素、环境因素及两者的相互作用密切相关。先天性畸形的发生重在预防。

20. 致畸敏感期指胚胎在致畸因子的作用下，最易发生畸形的发育时期。在胚胎的整个发育过程中，各发育阶段对致畸因子的敏感性是不同的。通常各器官的致畸敏感期与其发生期大致相同。

五、简答题

21. 先天性畸形的发生原因是多方面的，与遗传因素、环境因素及两者的相互作用密切相关。①遗传因素：约占25%，可见于染色体畸变、基因突变。染色体畸变可由亲代遗传，也可因生殖细胞发育异常而致，包括染色体数目与结构的异常。基因突变所致的遗传病主要表现在微观结构或功能方面。②环境因素：占10%。常见于生物性致畸因子（风疹病毒、巨细胞病毒、单纯疱疹病毒、弓形体等）、化学性致畸因子（工业“三废”、农药、某些食品添加剂、防腐剂等）、物理性致畸因子（各种射线、机械性压迫和损伤等）、致畸性药物（多数抗肿瘤药物，某些抗生素、抗凝血药物等）及缺氧、严重营养不良、吸烟、酗酒等，均可影响胚胎发育，导致畸形。③遗传因素与环境因素共同作用：约占65%。环境致畸因子可引起基因突变或染色体畸变，导致胚胎发育异常；而胚胎的基因型（遗传因素）可决定并影响胚胎对环境致畸因子的易感程度，它在种间及个体间均有差异。

22. 致畸敏感期指胚胎在致畸因子的作用下最易发生畸形的发育时期。胚胎的各发育阶段对致畸因子的敏感性是不同的，这与致畸因子的作用强度、胚胎的遗传特性、该发育阶段胚胎细胞的分裂速度和分化程度密切相关。总之，各器官的致畸敏感期与其发生期大致相同。胚前期，细胞分化程度低，对致畸因子不太敏感。胚期，胚胎细胞分裂分化活跃，代谢旺盛，极易受到致畸因子的干扰，影响胚胎正常发育，是胚胎全部发育过程中的致畸敏感期。

23. 遗传咨询是防止遗传病和由遗传因素所致先天性畸形发生的重要措施，可预测咨询者生有特定基因型孩子的概率，供患者在婚姻、生育等问题上做出正确选择。加强孕期保健是防止环境因素致畸的重要措施。孕期应注意：①预防感染，尤在妊娠前8周。②谨慎用药，尤在孕早期。③孕期要戒除烟、酒。④减免射线照射。⑤注意饮食搭配，合理营养。⑥加强产前诊断，如羊水检查，可进行染色体分析和生化分析；绒毛膜活检，可诊断胚胎染色体异常；B型超声波、胎儿镜。这些检查均可防止严重畸形儿的出生。

综合模拟试题

一、填空题（每空0.4分，计40分）

1. 细胞核内的染色质与胞质内的核糖体被苏木精染成______色，称为______。细胞内的细胞质易被伊红染成______色，称______。与两者亲和力均不强者称______。

2. 粗肌丝由______蛋白组成；细肌丝由______蛋白、______蛋白和______蛋白组成。

3. 淋巴组织常由______和______构成支架，网眼中充满了大量的______细胞、______细胞及______细胞等。

4. 上皮细胞侧面的细胞连接形成______、______、______和______。其中起到牢固作用的连接是______。

5. 中枢神经系统的神经胶质细胞包括______、______、______、______。

6. 小脑皮质内的神经元有______、______、______、______和______。

7. 视网膜主要由四层细胞构成，由外向内依次是______、______、______、______。

8. 肾上腺的皮质由外向内分为连续过渡的三个带，即______带，分泌______，______带，分泌______，______带，分泌______。

9. 按结缔组织中基质的物理性状，结缔组织分______、______及______三种。

10. 疏松结缔组织的基质呈______，化学成分是______、______和______。

11. 淋巴细胞至少分______、______和______三类。

12. 骨组织的细胞有______、______、______和______四种。

13. 胃底腺是由______、______、______和______细胞构成。盐酸是在______细胞的______内合成的。

14. 肾小球旁器包括______、______、______。

15. 表皮由深层至浅层可分五层，即______、______、______、______和______。

16. 生精细胞包括______、______、______和______四个阶段。

17. 黄体细胞有两种，分别是______和______。前者是由______形成，后者是由______形成；前者产生______激素，后者产生______激素。

18. 大动脉的中膜主要由 40 ~ 70 层______构成，中动脉的中膜由 10 ~ 40 层______组成，小动脉中膜的平滑肌约______层，微动脉中膜的平滑肌为______层。

19. Ⅱ型肺泡细胞的板层小体所产生的表面活性物质具有______、______的重要作用。当呼气时肺泡缩小，表面活性物质______，______了表面张力，可防止______；吸气时肺泡扩大，表面活性物质______，肺泡______，可防止______。

20. 胎膜由______、______、______、______和______构成。

21. 肝细胞具有的三种不同的面分别是______、______和______。

22. 胚第2周末，卵黄囊壁的______细胞聚集成细胞团，形成______。后者中央的细胞变圆，形成______，周围的细胞形成

______。

二、选择题（每题1分，共20分）

1.A带中有(　　)

A．H带+I带+M线

B．H带+M线+H带以外的A带

C．I带+H带+I带

D．I带+H带+H带以外的A带

E．H带+I带

2．关于T淋巴细胞的描述，错误的是(　　)

A．在胸腺内发育

B．可区分出三大不同功能的亚群

C．参与细胞免疫

D．能产生抗体

E．主要分布在淋巴结皮质的副皮质区

3．粘膜最厚的上皮是(　　)

A．膀胱的变移上皮

B．小肠的单层柱状上皮

C．食管的复层扁平上皮

D．气管的假复层纤毛柱状上皮

E．甲状腺滤泡上皮

4．突触中含有神经递质的结构是(　　)

A．突触前膜

B．突触后膜

C．线粒体

D．微管

E．突触小泡

5．不符合运动终板结构特点的是(　　)

A．传出神经末梢终止于平滑肌

B．突触小泡内含有乙酰胆碱

C．呈卵圆形板状隆起

D．电镜观察肌膜凹陷形成突触槽

E．轴膜与肌膜之间有突触间隙

6．血-脑屏障的组成是(　　)

A．连续毛细血管内皮，断续基膜，结缔组织

B．连续毛细血管内皮，基膜，被膜

C．有孔毛细血管内皮，基膜，神经胶质细胞

D．内皮，基膜，结缔组织

E．连续毛细血管内皮，基膜，神经胶质细胞膜

7．视网膜四层细胞由外向内依次为(　　)

A．色素上皮细胞、节细胞、视细胞、双极细胞

B．视细胞、色素上皮细胞、节细胞、双极细胞

C．色素上皮细胞、视细胞、节细胞、双极细胞

D．色素上皮细胞、视细胞、双极细胞、节细胞

E．节细胞、双极细胞、色素上皮细胞、视细胞

8．腺垂体远侧部嗜酸性细胞能分泌(　　)

A．生长激素、促肾上腺皮质激素

B．生长激素、促甲状腺素

C．催乳激素、促甲状腺素

D．催乳激素、促性腺激素

E．催乳激素、生长激素

9．产生抗体的细胞是(　　)

A．T淋巴细胞

B．浆细胞

C．肥大细胞

D．成纤维细胞

E．单核细胞

10．哪种纤维又称嗜银纤维(　　)

A．胶原纤维

B．弹性纤维

C．网状纤维

D. 肌纤维

E. 神经纤维

11. 存在于消化管固有层内的腺体有(　　)

A. 食管腺、十二指肠腺

B. 贲门腺、十二指肠腺

C. 食管腺、胃底腺、肠腺

D. 食管腺、幽门腺、胃底腺

E. 贲门腺、幽门腺、胃底腺、肠腺

12. 下列哪项不属肾单位的组成成分(　　)

A. 肾小体

B. 集合小管

C. 近端小管

D. 细段

E. 远端小管

13. 进行第一次减数分裂的生精细胞是(　　)

A. 睾丸精原细胞

B. 精子细胞

C. 初级精母细胞

D. 精子

E. 次级精母细胞

14. 外胚层可分化为(　　)

A. 心包膜

B. 咽至直肠消化管各段的上皮

C. 甲状腺

D. 表皮

E. 真皮

15. 内胚层可分化为(　　)

A. 结缔组织、真皮

B. 咽至直肠消化管各段的上皮

C. 胸膜、腹膜

D. 皮脂腺、汗腺上皮

E. 腺垂体、神经垂体

16. 原始生殖细胞来源于(　　)

A. 卵黄囊壁的胚外中胚层

B. 尿囊壁的内胚层

C. 卵黄囊壁的内胚层

D. 生殖腺嵴表面上皮

E. 初级性索

17. 气管上皮的细胞组成是(　　)

A. 纤毛细胞、杯状细胞、基细胞、刷细胞、克拉拉细胞

B. 柱状细胞、杯状细胞、基细胞、刷细胞、潘氏细胞

C. 纤毛细胞、杯状细胞、梭形细胞、刷细胞、基细胞

D. 纤毛细胞、杯状细胞、基细胞、刷细胞、小颗粒细胞

E. 纤毛细胞、杯状细胞、克拉拉细胞、潘氏细胞、基细胞

18. 功能和结构相似的两种细胞是(　　)

A. 嗜酸粒细胞和嗜碱粒细胞

B. 嗜酸粒细胞和中性粒细胞

C. 中性粒细胞和浆细胞

D. 嗜碱粒细胞和肥大细胞

E. 以上都不是

19. 疏松结缔组织基质中的蛋白多糖，其多糖成分主要是(　　)

A. 硫酸软骨素 C

B. 硫酸软骨素 A

C. 透明质酸

D. 硫酸角质素

E. 硫酸肝素

20. 在排卵时，卵细胞处于的时期为(　　)

A. 初级卵母细胞第一次减数分裂前

B. 初级卵母细胞第一次减数分裂后

C. 次级卵母细胞第二次减数分裂中期

D. 成熟卵泡时期

E. 以上都不是

三、是非题（每题0.5分，共10分）

1.PAS 反应阳性部位即表示多糖的存

在。

2. 明带是骨骼肌纤维中完全由粗肌丝构成的带。

3. 淋巴小结又称淋巴滤泡，是淋巴组织的一种类型，呈圆形或卵圆形，主要由大量B细胞和少量的T细胞等组成。

4. 变移上皮的细胞层次受到器官容积的影响而有所改变，但细胞形态不变。

5. 神经元胞体的细胞质除含一般细胞器外，还富含尼氏体和神经原纤维、色素颗粒。

6. 黄斑的中央凹视觉最敏锐，是因为此处只有视锥细胞和视杆细胞。

7. 巨噬细胞具有强大的吞噬功能，它来源于血液中的淋巴细胞。

8. 门管区中有三种伴行的管道，即小叶间动脉、小叶间静脉和小叶间胆管。

9. 消化管壁粘膜的上皮除口腔与肛门外，其余的胃肠部位均为单层柱状上皮。

10. 相邻足细胞的次级突起呈抱指状相互嵌合，紧贴在血管球基膜外面，突起之间留有宽约25nm的裂孔，裂孔上有一层4～6nm厚的裂孔膜。

11. 生精细胞包括精原细胞、精母细胞和精子。

12. 子宫内膜的功能层既是月经期脱落的部位，又是胚泡植入部位。

13. 大动脉和中动脉均有内、外弹性膜，且大动脉的内、外弹性膜较中动脉分界清楚。

14. 三胚层胚盘构成人体胚胎发育的原基，且决定了胚胎的背面、腹面。

15. 肠袢发育过程中先后以肠系膜上动脉为轴顺时针旋转270°。

16. 壁细胞具有典型的蛋白质分泌细胞的结构特点。

17. 小肠粘膜表面有许多细小的肠绒毛，由上皮和固有层向肠腔突起而成。

18. 软骨组织分透明软骨、弹性软骨和纤维软骨三种类型。

19. 将血液中的有形成分和纤维蛋白原除掉，剩下的液体即为血浆。

20. 口凹即原始口腔，它的底是由三个胚层直接相贴而成的口咽膜与原始消化管隔开。

四、名词解释（每题1.5分，共15分）

1. 单核吞噬细胞系统
2. 同源细胞群
3. 小肠腺
4. 滤过屏障
5. 睾丸间质细胞
6. 心房特殊颗粒
7. 受精
8. 血岛
9. 致畸敏感期
10. 克拉拉细胞

五、简答题（每题3分，共15分）

1. 以多极神经元为例，简述神经元胞体细胞质的结构特点。
2. 试述浆细胞的形态结构和功能。
3. 简述三胚层的分化。
4. 淋巴结副皮质区主要由什么细胞组成，功能如何？
5. 简述胃底腺的分布位置、形态结构和功能。

说明：本套模拟试题来自各章习题，请参考各章答案。